国家自然科学基金面上项目资助(72371058)
辽宁省教育厅高校基本科研项目资助(LJ112410173052)

在线减重社区用户参与行为模式研究：扩散、支持及偏好

宋晓龙 著

哈尔滨工业大学出版社

图书在版编目(CIP)数据

在线减重社区用户参与行为模式研究:扩散、支持及偏好/宋晓龙著. —哈尔滨:哈尔滨工业大学出版社,2025.3. —ISBN 978-7-5767-1049-6

Ⅰ.R161-39
中国国家版本馆 CIP 数据核字 2025AG4044 号

在线减重社区用户参与行为模式研究:扩散、支持及偏好
ZAIXIAN JIANZHONG SHEQU YONGHU CANYU XINGWEI MOSHI YANJIU:KUOSAN,ZHICHI JI PIANHAO

策划编辑	李艳文 范业婷
责任编辑	周一瞳
出版发行	哈尔滨工业大学出版社
社 址	哈尔滨市南岗区复华四道街 10 号 邮编 150006
传 真	0451-86414749
网 址	http://hitpress.hit.edu.cn
印 刷	哈尔滨圣铂印刷有限公司
开 本	787 毫米×1092 毫米 1/16 印张 6.75 字数 129 千字
版 次	2025 年 3 月第 1 版 2025 年 3 月第 1 次印刷
书 号	ISBN 978-7-5767-1049-6
定 价	48.00 元

(如因印装质量问题影响阅读,我社负责调换)

前　言

在国家政策支持和现实需求的驱动下,越来越多的信息技术应用于健康管理领域,提供健康服务和信息,为大规模、低成本、自我管理的行为干预提供契机。医疗保健相关的在线社区已经成为人们交流、获取信息、开展自我健康管理的重要途径,但在线健康社区如何发挥作用,需要学者深入研究用户的行为规律及对健康的影响机理。随着肥胖全球蔓延的日益加深,能否通过在线减重社区有效促进行为改变及减重成为重要的研究课题。

本书以实证分析为主线,以计量经济分析、社会网络分析与文本挖掘技术为支撑,研究在线减重社区中的行为扩散、社会支持及行为偏好对健康表现的影响。在在线减重社区用户健康行为扩散研究中,首先使用社会网络分析方法识别在线减重伙伴网络的社会网络特征,使用自逻辑行动者属性模型构建一个社会影响的网络统计模型来分析网络结构和个体属性对自我监控行为的共同影响;其次使用 Cox 风险比例模型,同时考虑来自在线减重挑战内外的交流活动,并通过文本挖掘技术识别不同类型社会支持,研究它们在在线减重社区持续参与行为中的不同作用;最后借助函数型数据的视角,考查用户减重改善过程中在不同时期所表现出的不同变化特征,并基于不同变化特征进行用户聚类分析,解决用户分群问题。

研究发现,首先,在线减重社区中存在用户的自我监控行为的社会传染效应,用户在在线减重伙伴网络中受到周围伙伴的影响而建立健康行为的扩散;其次,研究发现内部和外部交流均能够促进用户在在线减重社区中的持续挑战行为,内部交流中主要强调情感支持和陪伴支持相比信息支持对持续挑战行为的积极影响更大,外部交流中信息支持的作用更为突出;最后,发现用户在不同时期的健康表现存在明显的动态差异。结合用户使用社区的参与行为,可归为社交型、全能型、自律型和低参与型四类。研究结果有助于帮助认识在线减重社区对用户减重效果的影响机理,为构建健康行为干预策略提供基础。

限于作者水平,书中难免存在疏漏及不足之处,恳请广大读者批评指正。

作　者
2025 年 1 月

目　　录

第1章　绪论 ··· 1
　1.1　研究背景及研究意义 ··· 1
　1.2　研究内容及研究方法 ··· 11
　1.3　章节安排 ·· 11
　1.4　主要创新之处 ·· 12

第2章　文献综述 ··· 13
　2.1　在线健康社区相关研究 ·· 13
　2.2　健康伙伴关系对个体健康影响相关研究 ····························· 15
　2.3　在线社会支持相关研究 ·· 18

第3章　在线减重社区用户健康行为扩散研究 ····························· 20
　3.1　自逻辑行动者属性模型 ·· 21
　3.2　数据和变量 ·· 22
　3.3　结果分析 ·· 25
　3.4　研究总结 ·· 30

第4章　在线减重社区用户社会支持对持续参与的影响研究 ·········· 32
　4.1　假设的提出 ·· 33
　4.2　Cox比例风险模型 ··· 34
　4.3　数据收集 ·· 36
　4.4　变量 ·· 37
　4.5　实证分析 ·· 39
　4.6　研究总结 ·· 44

第5章　在线减重社区用户行为偏好对健康表现的影响研究 ·········· 47
　5.1　函数型数据分析 ·· 48
　5.2　在线减重社区用户行为偏好与健康表现动态关系研究 ········· 59

5.3 研究总结·· 82
第 6 章 结论和展望·· 84
6.1 研究结论·· 84
6.2 研究局限与展望·· 86
参考文献·· 88

第 1 章 绪 论

1.1 研究背景及研究意义

1.1.1 研究背景

健康作为人类的基本需求,已经成为世界各国公共支出的优先领域,我国政府也在"十三五"规划中将"健康中国"上升为国家战略。随着我国医疗体制改革不断深化,基本公共卫生服务水平明显提升,但医疗保健服务市场供需失衡的问题依然突出,如何推动惠及全民的健康服务建设是未来我国社会亟待解决的民生难题。

糖尿病、高血压、肥胖等慢性病发病率逐年上升,已成为全球人民健康所面临的重大挑战。区别于其他疾病,慢性病的治疗很大程度需要患者自己的监控、预防与治疗。近年来,在互联网、大数据、云计算等新兴信息技术的推动下,利用信息技术的优势变革健康行业,帮助、支持患者对慢性病的管理,日益受到业界和学界的广泛重视。电子健康综合运用多种新兴信息技术,采集、管理和分析用户健康数据,辅助多参与方学习、遵从和反馈以实现健康目标的交互迭代过程。而随着医疗保健的中心逐渐由疾病转向患者,患者在健康改善过程中的作用得到越来越多的重视。如何引导和鼓励患者参与自身的健康护理和疾病治疗已成为医疗健康行业关注的焦点之一。中共中央、国务院也印发了《"健康中国2030"规划纲要》,要求"发展基于互联网的健康服务""促进个性化健康管理服务发展"。在国家政策支持和现实需求的驱动下,越来越多的信息技术应用于健康管理领域,提供健康服务和信息,为大规模、低成本、自我管理的行为干预提供契机。

健康信息技术不仅可以帮助患者用户完成对自身身体的量化,形成健康数据,还可以为医生、患者、看护人员提供交流平台。目前,医疗保健相关的在线社区已经成为人们进行自我健康管理的重要途径。人们通过共同兴趣的在线社区浏览疾病与健康方面的信息,或以论坛形式参与医疗保健相关的话题,进而获取健康知识,达到健康管理的目的。在线健康社区的出现让病患的个人知识和经验在陌生人之间实现了共享,病患聚集在一起讨论病情、分享经验,甚至可以对医院和医生做出评价。2013年,美国使用互联网在线医疗媒体寻找健康信息的用户就占到了成年人口的近八成。大量研究表明,在线健康社区无论对个体参与疾病管理、提升健康状况,还是对在医疗健康体系的发展都有着深远的意义。在线健康社区如何发挥作用,如何帮助病患应对健康问题以及对健康的影响机理等方面依然需要学者深入研究。

在慢性疾病中,肥胖作为一种全球性流行的慢性疾病,不仅威胁了人类健康,还降低了人们的生活质量,为公共卫生系统增加经济负担。各种各样的方式已经用于帮助人们进行体重管理,但大多数方法的长期效果并不理想。针对肥胖而出现的各类减重网站,是医疗健康行业较早结合网络社会化媒体进行变革的对象,一直以来被国内外学者广泛研究。在线减重市场发展至今,市场当中绝大部分平台都具备社交属性或工具属性。前者以 PatientsLikeMe 为代表,平台在体重健康相关内容的细分板块中聚集着大量专家、医药从业者和普通用户。这类减重网站以专业知识和健康资讯见长,实现了患者群体的社会化连接,为患者用户实现戒烟、减重、控血糖等健康目标提供支持;后者依托减重管理的各种工具功能获得广泛的群众基础,除提供论坛等社交功能外,这类网站以上传用户的减重日志、记录用户饮食摄入和锻炼消耗为特点。近年来,随着技术不断发展,移动互联和智能终端技术迅速普及,具备健康检测功能的可穿戴设备迅速占据市场。可穿戴工具与减重类移动应用的结合,让体重管理变得更加信息化和科学化。在线减重社区越来越受到公众关注,参与人数不断扩大。一方面是人们的健康意识不断增强,对于超重和肥胖的危害也越来越重视;另一方面是在线健康等社会化媒体也实实在在地对人们的健康状况产生着积极的帮助。近年来,越来越多有体重管理需求的用户加入在线减重社区寻求支持。在线减重社区提供了与体重管理相关的社会支持和知识交流,让用户更好地控制自身体重。鉴于在线健康社区在减重领域深入的业界实践,本书以在线减重社区为研究对象,探索在线健康社区中参与者行为模式。

1. 在线减重伙伴社会网络

社会网络通过对个体所处社会环境的结构化描述,回答经济社会系统中成员间的连接方式及影响的问题。目前社会网络的理论方法已广泛运用于解释信息传播、科技合作等现象。社会网络与健康之间的关系是学术界长期关注的问题之一。现有文献显示社会网络对个体健康具有重要影响。

个体的健康和健康行为会受到所接触的人的正面或负面影响,并且这种影响会在社会网络中传播。例如,Christakis 等的研究显示肥胖能够沿着社会网络传染。其随后的研究发现戒烟行为也受到社会关系的影响，呈现扩散现象。

目前，大多数在线社会网络与健康关系研究主要集中于通过社会网络分析方法描述在线群体间交互的结构特征。但在线健康社会网络作为患者用户健康和社交需求的结果，单从结构描述的方法很难建立起个体特征、网络、健康结果之间的关系。在线健康社会网络的形成是以连接双方个体决策为基础的微观过程，在线社交平台提高了好友及好友社会网络的可见性，需要考虑更多不同层次的因素，如互惠性、传递性对网络形成的影响。在线健康社会网络对个体健康行为的影响研究往往把网络作为网站的一个组件，检验其对健康行为干预的有效性，而没有对病患网络本身的影响进行分析。少数研究检验了在线社会网络的聚集性和同质性在健康行为扩散过程中的作用。但研究中的网络构成及连接方式由人工设计而成，非自然形成。为更加贴近真实情景，需要更多实证研究检验患者自组织形成的虚拟社会网络对健康的影响。

在线减重社区主要设计用于帮助减重目的人群，加强体重管理问题的交流。社区用户可以创建个人资料，加入兴趣小组，寻找和回答问题，并在这些平台上记录并跟踪自己的体重。为强化社区中的社交凝聚力，许多在线减重社区提供了"伙伴"功能，以满足用户的交友需求。基于"伙伴"功能形成的社会网络为用户提供了与他人长期共同减重的机会。此外，在线健康社区创造了一个匿名的虚拟空间，使成员能够自由地表达"隐藏的自我"，不受地域限制地与其他用户交流。

在线健康伙伴网络是指在线健康社区下用户之间因健康需求而聚集、互动，并在彼此认同的条件下形成的相对稳定的关系体系。在线社会网络研究被认为是健康社会化媒体研究中最为重要的研究领域之一。社会化媒体环境下，基于所提供功能和权限的不同，主要存在三种用户间关系：交流关系、关注关系和健康伙伴关系。交流关系是指在线论坛、评论中特定时间下形成的信息传递关系。健康用户交流关系通常为单向的、临时的关系，如健康论坛中的回复关系。相比于交流关系，关注关系和健康伙伴关系相对稳定。其中，关注关系主要来源于在线健康社区中的关注（订阅）功能，该功能允许用户不经对方同意，单方面关注其他用户以跟踪目标用户的最新活动。健康伙伴关系则是经过双方同意建立的双向关系。不同于关注关系，健康伙伴关系表达了连接双方的彼此认同，增强了"互惠性"和"情感支持"等关系特征，反映了更紧密的社交需求。每种类型的健康用户都可以构建对应的在线社会。其中，本书主要研究基于健康伙伴关系建立的在线健康伙伴网络。

在线健康伙伴网络的出现，不仅满足了病患群体的社交需求，也为患者间相互支持、相互影响提供新的机会。在线病患社会网络中,患者间以同质性为基础建立连接,通过疾病经历、治疗方法等方面的交流获取对方在知识、经验及情感上的支持,通过观察和学习采纳新的健康行为。基于相似病情和双向认同的连接模式,一方面,增强了健康信息交流的匹配性和质量,减轻了互联网健康信息的过载问题;另一方面,促进了患者间的相互信任,提高了健康建议接受的可能性。目前,利用在线健康伙伴网络进行健康干预已成为当前一个重要的研究方向。

在线减重社区中,减重用户在成为伙伴后,通常可以获得权限查看伙伴的个人资料。通过主页中的新鲜事功能,用户能知道好友是否在线,并跟踪他们的在线活动,如报告体重和添加新伙伴。用户的感知将会受到他所在伙伴网络中的位置和伙伴行为的影响。当用户观察到自己在线伙伴从事特定健康行为时,可能做出类似的行为。当用户通过社会网络连接关系学习、模仿伙伴的行为时,社会传染(social contagion)就会发生,健康行为在用户群体间蔓延。由于社交服务在健康行为扩散中的潜在应用,因此在线社会网络对减重行为形成和改变具有非常重要的意义。

尽管在线减重伙伴网络在减少不必要的减重经历、促进健康行为等方面具有巨大潜力,但由于在线健康社区与减重的结合还处于探索阶段,因此目前尚未建立起在线减重伙伴网络如何影响个体减重效果的理论机制。现有在线减重伙伴网络文献主要从网络结构角度分析在线病患社会网络的结构化特征,缺乏对在线减重伙伴网络与减重结果之间因果关系的深入剖析。社会网络对健康的影响研究是学术界的热门领域。然而,现有研究同伴对体重的影响的研究主要集中在真实的社会网络上,对互联网环境的研究尚且不足。同伴影响在这两种类型的网络之间通常是不同的。现实世界的社会网络主要是基于亲密的社会联系,如同学、家人和朋友。这样的社会网络关系在日常生活中很密切,但相连接的个体不一定都需要控制体重。而在线减重社区中形成的社会网络往往均为具有减重目标的陌生人。与线下社交联系相比,线上联系的强度要弱得多。由于在线病患社会网络的形成通常不以真实的社会关系为基础,个体往往无法直接感受到虚拟同伴的支持和影响,因此上述理论对在线病患社会网络的适用性尚不明确。用户通常没有线下的面对面交流,也很难与虚拟伙伴拥有共同生活,进而限制在线社会网络的影响。根据弱连接理论,松散而脆弱的人际关系经常被认为是获取新信息的重要来源,但在增加信任和影响他人方面能力较弱。与此同时,网络减重干预对健康行为改变的效果还不够显著。原因是网络减重干预下的用户依从性不足,在线健康社区经常陷于用户流失问题。

第 3 章的研究重点是体重自我报告,一种用户对在线减重社区中报告实时体重的自我监测行为。研究显示自我监控的频率与体重减轻密切相关。在在线减重社区中,人们可以通过观察他们的伙伴是否以及多久报告一次体重来决定是否自我报告行为。该章研究的目的是探讨以下研究问题:体重自我报告行为在网络伙伴网络中是否存在传染效应?如果是,个体属性和网络结构在其中起到何种作用?

2. 在线减重社区中的游戏化设计

游戏化指利用游戏设计元素驱动用户实现设定目标。"游戏化"来自工业界,于 2002 年首次提出,近年来成为业界和学界关注的热点之一。游戏化设计以游戏化设计元素为基本组件构成。随着游戏化技术发展,游戏化设计元素日趋多样,最基本的是积分(points)、徽章(badges)和排行榜(leaderboards),即 PBL。常见的游戏化设计元素汇总见表 1.1。

表 1.1 常见的游戏化设计元素汇总

元素	描述
积分	游戏化环境中对成就和具体活动完成情况的数字化奖励
徽章	游戏化环境中对成就的符号化表示
排行榜	按照特定评价标准下,根据玩家间的相对成绩的排名
虚拟化身	游戏化环境中玩家的可视化表示
等级	一种累计经验的进展阶梯
挑战	具有一定难度的待完成任务
团队	游戏化活动中允许用户组成团体合作完成共同的目标
表现图	为用户提供不同时间下可比较的表现图示
进度条	特定目标下进度状态的可视化
内容解锁	一些内容或活动仅在特定目标实现后才可用
社交	玩家组成的社区,可以相互交流、支持
社交图	用户间关系的可视化表示
虚拟物品	在成功完成任务或活动时得到的无形物品
损失规避	未完成任务或活动时受到的惩罚

目前,游戏化设计已被星巴克、福特、腾讯等公司采用,并成功实践于教育培训、组织管理和市场营销等方面的活动。在健康领域,越来越多的移动健康应用采用游戏化设计吸引、引导、激励用户参与,提升用户体验,并产生持续参与、健

康行为促进等行为结果。游戏化设计对健康行为影响相关研究见表 1.2。

表 1.2 游戏化设计对健康行为影响相关研究

研究	领域	理论视角	游戏设计元素	研究方法	结果变量	结果类型
Sheffler and Curley et al. (2019)	骑行	目标趋近假设	徽章	实地实验	骑行天数	功能型
El — Hilly and Iqbal et al. (2016)	戒烟	自我觉得理论	成就，等级	实验室实验	戒烟态度	功能型
Ilhan and Sener et al. (2016)	睡眠习惯	—	积分，排行榜，故事	实验室实验	规定时间起床	功能型
Kadomura and Li et al. (2014)	饮食习惯	—	表现反馈，主题	实验室实验	饮食行为	功能型
Katule and Rivett et al. (2016)	自我监控	自我决定理论	积分，徽章，排行榜，挑战	实验室实验	监控行为	功能型
Rockmann (2019)	体力活动	自我决定理论	排行榜、社交	问卷	能力感	体验型
Shameli and Althoff et al. (2017)	体力活动	—	排行榜，挑战	预测	体力活动	功能型
Hamari and Koivisto et al. (2013)	锻炼	计划行为理论	徽章、排行榜、社交	问卷	认同感等体验	体验型
Babar and Chan et al. (2018)	跑步	动机理论	反馈、社交	实地实验	跑步时间、使用次数	功能型
Bojd and Song et al. (2018)	体重管理	目标设定理论	排行榜，挑战，社交	计量经济分析	减重效果	功能型

续表1.2

研究	领域	理论视角	游戏设计元素	研究方法	结果变量	结果类型
Song and Liu et al. (2018)	体重管理	期望确认理论	排行榜,挑战,社交	计量经济分析	持续参与	功能型
Allam and Kostova et al. (2015)	类风湿性关节炎	—	积分,徽章,排行榜,社交	实验室实验	赋能感	体验型

单纯增加积分、排名等游戏元素,忽视用户的功能性目标和有意义参与,将导致游戏化技术无法达到预期目的而失效。例如,排行榜能够用于反馈任务表现,但过分突出排行榜,将使用户将注意力过多集中于与其他用户的竞争,而忽视本来的健康目标。同时,不喜欢社会比较的用户也很难从排行榜中获益。由于缺乏对游戏化设计作用机理的充分认识,因此许多健康服务应用往往陷入"游戏化陷阱",简单引入或大量堆砌游戏设计元素,限制了游戏化技术对健康的影响效果。

随着游戏化概念的兴起,越来越多游戏设计元素(如竞争、挑战)应用于在线减重情景中。在线减重挑战(online weight-loss challenge,OWC)是指吸引用户参与,并鼓励用户参与实现减重目标的虚拟挑战活动。在线减重挑战不仅仅是一种娱乐目的的模块,还可作为影响健康行为的健康强化工具。在在线减重挑战中,动机示能性(如目标、挑战)被整合到某些任务中,用于激励用户预期的体重控制行为。尽管将游戏化设计运用在非游戏化场景中已经引起极大关注,但游戏设计元素对用户减重的作用机理仍处于探索阶段。目前,在线减重挑战是否以及在多大程度上能够切实改善用户减重表现仍未知。在线减重挑战想要实现连续的减重,需要用户不断地努力,但当前大多数在线减重挑战往往采取"一刀切"的方式并有较短的时间限制。在线减重挑战用户往往具有高流失率,限制了其效应的发挥。因此,确保用户长期参与对在线减重挑战在减重上的有效性十分关键。然而,如何激励用户对在线减重挑战活动的参与尚缺乏足够的关注。

健康行为不仅仅受用户自身健康状况的影响,还涉及用户的健康认知、社会网络、生活习惯,以及用户所处的现实环境。因此,游戏化对健康行为的作用还应充分考虑游戏化所应用的具体背景、用户偏好及用户间相互影响,并采取不同策略。社会交互被认为对促进在线社区持续参与具有重要作用。然而,这一作用是否依然适用于在线减重挑战尚且未知。在线社区主要基于用户之间交流，实现交流目的。与之相比，用户之间交流在游戏化设计中并不处于高优先级，更关注用户的功能性目标。例如，研究表明在某些角色扮演游戏中社会交互对用户忠诚度的影响不显著。一些游戏外的交流获得还可能转移用户在游戏活动中参与的注意力。学术界中认为社区回应作为一种重要的外部激励，可能损害其内部动机。外部动机的影响还可能随着时间不断衰减。本研究系统检验社会交互是否以及如何影响用户在在线减重挑战活动中的持续参与行为。

为提升用户参与度，在线减重社区通常具有多种社会交互功能。社会交互元素在游戏化设计中普遍使用。完成共同挑战任务的用户可以帮助相互监督、建立预期、提供鼓励。用户间交流可以建立具有凝聚性的社区和可以关联感。除在线减重挑战外，在线减重社区还有一些其他交互元素，如小组论坛、通用论坛等。小组使具有相同兴趣的用户聚集，并在小组论坛中交流。通用论坛则面向更广泛的受众问答、共享、讨论。这些在线减重挑战之外的模块使挑战用户可以获得挑战参与之外的交流。从结构的角度讲，挑战活动内外部的区分代表了不同交流关系强度。弱连接理论认为松散的弱关系有助于个体获得信息收益。在线减重挑战外交流更可能满足用户在信息方面的需求。在线健康情景下，人们通过相互交流获得社会支持。社会支持具有不同形式，如信息分享和表达关心，满足了人们的不同需求。第 4 章将研究量化并比较不同来源、不同形式的社会支持对在线减重挑战持续参与行为的影响。

3. 在线减重社区参与行为偏好与个体健康改善

研究指出，肥胖或超重是一种社会性的疾病，虽然直接原因是个体的饮食和生活行为出现问题，但这些行为在一定程度上受到了来自患者个体所处社会关系中其他人相似行为的影响，导致肥胖的加重。因此，很多学者将对减重效果的研究重点集中在虚拟社区中的社会关系与基于关系的社会支持上。Perri 等提出，体重管理的五阶段方法要将社会支持作为重要手段，来指导减重者在实践中有效进行体重管理。有的学者从工具使用的角度对减重社区参与者进行研究，从用户自我监督行为影响体重变化的有效性方面进行检验，认为诸如食物摄入、运动消耗等功能的使用，在一定水平显著影响着用户的体重变化。但也有学者如 Harvey 等通过临床实验证明在促进并维持减重效果方面，使用来自网络工具的社会支持与其他类型的社会支持带来的减重效果并无明显差异。对于这类减重网站，除使用减重工具记录体重变化及上传个人日志等这些自发行为外，用户发起和参与减重社区上各类的挑战是一种既包含自发行为又体现参与社会支持的方式。网站中的减重挑战或健康生活方式挑战往往具有目标达成性质。有研究曾指出,这种目标达成性质的挑战活动对于促进用户的减重效果具有正向帮助。

目前,学界对于在线减重社区对减重效果的研究尚未得到较统一的研究结论。一方面,关于在线减重社区的研究中,前人研究大多都在探索参与减重社区对用户减重效果的影响,有些学者的研究结果中论证使用在线减重社区对体重改善效果具有显著性影响,而另一些学者的研究结果则显示在线减重社区并没有显著影响,一个重要因素可能是多数情况下忽略社区用户之间的群体特征差异,实验结果极有可能因为群体特征不同而存在差异;另一方面,减重活动是一项长期的过程管理,研究中不仅需要关注减重效果,还应该关注减重过程中不同用户群体的体重健康变化趋势。此外,游戏化设计元素往往并非适合所有用户和情景。Schmidt-Kraepelin 等的研究发现,健康领域用户对游戏化设计元素的使用偏好与其他领域存在明显差异。Yee 等的研究发现游戏中用户的行为特征差异明显,根据用户对挑战、社交、探索、征服的不同偏好,可以划分为不同类型用户群体。年龄、性别、使用时间等个体特征也都可能导致游戏化的影响差异。

当前,前人鲜有从减重活动的动态变化过程的角度进行观察。用户在不同减重时期呈现的体重变化特征往往不同,在没有很好地界定用户和根据减重过程呈现的不同变化特征来界定减重时期的条件下,将导致研究结论的差异。第5章的研究对象是参与在线减重社区的用户的体重健康状况,以及围绕社区活动和体重管理工具所产生的参与行为,研究客体是产生这些健康数据和行为数据的社区参与用户。研究问题以在线减重社区用户的体重健康变化趋势为切入点展开,在观察减重过程的动态变化性上,本书借助函数型数据的视角考察用户持续参与减重过程中在不同时期所表现出的不同变化特征,并基于减重过程的变化特征进行用户聚类分析解决用户分群问题。旨在挖掘不同群体的减重效果差异,并结合社区用户行为数据揭示群体中用户的行为差异。

1.1.2 研究意义

1. 理论意义

(1) 本研究通过研究网络伙伴间自我监控行为的传染效应,进一步明确在线社会网络对健康的影响,丰富了社会网络对健康影响机理的相关文献。研究结论将为利用虚拟社交构建基于同伴的健康干预策略,以帮助达到健康改善目的提供理论参考。

(2) 本研究检验了不同社会支持对在线健康游戏化活动持续参与的影响,

是对游戏化和持续参与行为领域文献的重要补充。研究强化了社会交互与在线健康游戏化参与之间的关系,强调成员间交互在在线健康游戏化参与中的作用随交流内容和来源的不同而存在差异。研究为合理选择及使用适合在线健康游戏化模块的社交元素提供有益参考。

(3) 研究针对在线减重社区参与用户的健康表现,使用了函数型数据分析方法,观察用户在参与周期活动内全过程健康表现的变化趋势。研究采用了动态性的观察视角,通过刻画研究对象的趋势特征建立不同类别用户群体,分类效果很好地将用户静态特征和变化过程考虑在内,为分类研究开辟了新的视角,同时也给在线减重社区的相关研究提供了具有参考意义的用户群体特征借鉴。

2. 实践意义

(1) 对于在线健康社区服务,尤其对提供体重管理支持的提供方,本书的研究可以帮助其更好地理解社区中用户的健康行为与健康表现之间的关系。在产品的功能设计和网站的运营方向上提供更多思路,帮助健康社区在提升产品服务质量,促进社区使用用户更好地参与健康活动,最大限度地提高用户的健康管理效果方面的策略指定上提供支持。

(2) 对于在线健康社区的参与用户而言,研究进一步帮助病患用户尤其是慢性病患者更好地意识到在线健康社区的价值所在,帮助其对长期的健康管理活动建立全新的认识。研究结果将有助于用户综合使用社交功能和游戏化提高在线减重社区的使用,持续参与健康活动,从而推进自我健康管理。

1.2 研究内容及研究方法

1.2.1 研究内容

本书主要研究在线减重社区中的行为扩散、社会支持及行为偏好对健康表现的影响。

首先,研究从某大型在线减重社区中收集用户网络和在线活动的数据,并基于减重社区中的虚拟好友关系构建在线病患社会网络。结合社会网络与用户的自我监控表现使用自逻辑行动者属性模型(auto-logistic actor attribute model, ALAAM),构建一个社会影响的网络统计模型来分析网络结构和个体属性对自我监控行为的共同影响,基于网络统计模型验证在线病患社会网络中自我监控行为的传染效应。

其次,研究提取、量化并比较不同来源、不同形式的社会支持对在线减重挑战持续参与行为的影响。研究数据来自大型在线减重社区，使用 Cox 风险比例模型，同时考虑来自在线减重挑战内外的交流活动，并通过文本挖掘技术识别不同类型社会支持，比较它们在持续参与健康挑战活动时的不同作用。

最后，以参与在线减重社区的用户的体重健康表现，以及围绕在线社区活动和体重管理工具所产生的参与行为偏好为研究对象，以在线减重社区的用户体重健康变化趋势为切入点展开。在观察减重过程的动态变化基础上，本书借助函数型数据的视角考察用户持续参与减重过程中在不同时期所表现出的不同变化特征，并基于减重过程的变化特征进行用户聚类分析解决用户分群问题。旨在挖掘不同群体的减重效果差异，并结合社区用户行为数据揭示不同群体中用户的行为偏好差异。

1.2.2 研究方法

本书的研究方法以实证分析为主线，以计量经济分析、社会网络分析与文本挖掘技术为支撑。在在线减重社区用户健康行为扩散研究中，使用社会网络分析方法识别在线减重伙伴网络的社会网络特征，使用自逻辑行动者属性模型构建一个社会影响的网络统计模型来分析网络结构和个体属性对自我监控行为的共同影响。接下来，使用 Cox 风险比例模型，同时考虑来自在线减重挑战内外的交流活动，并通过文本挖掘技术识别不同类型社会支持，研究它们在在线减重社区持续参与行为中的不同作用。最后，借助函数型数据的视角考察用户持续参与减重过程中在不同时期所表现出的不同变化特征，并基于减重过程的变化特征进行用户聚类分析解决用户分群问题。

1.3 章节安排

本书的章节安排如下：第 1 章介绍了研究背景及研究意义，概述了研究内容及研究方法，指出本书的主要创新之处；第 2 章对在线减重社区用户参与行为模式的国内外相关文献进行了综述；第 3 章构建了在线减重社区社会网络，考察在线减重社区中用户间的社会影响，构建行为扩散模型研究在线病患社会网络中自我监控行为的传染效应；第 4 章量化并比较不同来源、不同形式的社会支持对在线减重游戏化活动的持续参与行为的不同影响；第 5 章从动态视角出发，刻画用户的健康变化趋势特征，构建健康变化趋势与用户行为偏好间的关系；第 6 章总结全书的研究内容和主要成果，指出研究的局限性，并提出未来可进一步展开的研究方向。

1.4　主要创新之处

本书的创新之处主要包括以下几点。

(1) 研究构建了基于在线减重社区社会网络的健康行为扩散模型,证实了用户健康行为的社会传染效应。现有同伴对体重影响的研究主要集中在真实的社会网络上,对互联网环境下虚拟好友网络的研究尚且不足。与线下社交联系相比,线上联系的强度要弱得多。研究是对这一领域在线上场景的重要延伸。

(2) 研究提炼了在线减重社区中不同来源、不同内容交流互动形成的社会支持,并比较了在在线减重社区不同社会支持对促进用户在在线减重社区中参与健康活动的不同作用。研究是对在线减重社区中社会支持领域文献的重要补充。

(3) 研究针对用户健康改变过程差异,首次从动态视角刻画了不同用户群体的健康变化趋势特征,并构建了用户行为偏好与不同时期的健康表现间的关系,划分了不同行为偏好的用户群体。研究将为基于在线减重社区的个性化健康服务研究奠定基础。

第 2 章 文献综述

在线减重社区中的用户参与行为模式研究工作属于社会网络、社会化媒体、健康行为学研究的交叉领域。本章主要对研究方向相关领域的国内外研究现状进行归纳和评述。首先,对在线健康社区相关研究进行综述;然后,概述在线健康社区健康伙伴关系对个体健康影响研究现状;最后,对在线社会支持国内外现有研究及动态进行评述。

2.1 在线健康社区相关研究

在线健康社区是由相似健康兴趣或经历用户组成的虚拟空间。在线健康社区提供了一系列功能以支持医疗保健,成为传统医疗的重要补充。在线健康社区在健康管理方面巨大的潜力吸引了学界和业界的大量关注,用户如何从在线健康社区中获益成为关注焦点。

在线健康社区中,用户通过分享经验、提出问题、提供情感支持及自我帮助等活动实现价值共创。在线健康社区的出现不仅为满足患者在诊前问询和诊后健康管理阶段的信息需求提供新的渠道,还为健康知识的产生、健康干预方法的创新提供了重要机会。目前,在线健康社区研究已经成为信息技术和医疗保健交叉领域的研究焦点之一。郭熙铜、左美云、邓朝华等研究团队也分别就在线健康社区环境下的医患交互、智慧养老、健康信息采纳等问题展开了研究。在线健康社区中,用户不受时间和空间的限制,随时随地获取知识,改变他们对疾病、健康行为、生活方式的认知。各种各样的社会支持可以帮助在线健康社区用户改善自身健康。在健康社区中披露健康信息还可以借助文本挖掘技术识别潜在的药物副作用。文献发现,在线健康社区还能够通过缩小城下差距建立社会价值。

虽然在线健康社区的价值逐渐被接受,但人们在多大程度上能从中获得收益取决于他们对在线健康社区的使用。因此,从事在线健康社区研究的学者关注了人们如何使用在线健康社区。现有文献发现,人们更喜欢跟与自己具有共同健康兴趣的人结为好友。用户之间相互支持,不同类型社会支持可能具有不同的功能和作用。例如,对心理疾病用户而言,虽然信息支持是社会支持中最普遍的,情感支持却是改善健康最有效的。某些因素已被发现会影响用户的在线行为模式。感知健康状态影响在线健康信息搜索的多样性和频率。信息质量、来源可信性和情感支持可以影响在线健康社区中用户的信息采纳决策。社交和自我调节动机会影响用户对在线减重社区的习惯性使用。

在线健康社区通常支持用户更好地完成他们的自我健康管理过程。在线健康社区特别适合需要长期自我管理的慢性病。以肥胖为例，虽然研究显示在线健康社区参与与体重改善之间存在积极联系，但由于健康行为改变通常较为困难，因此基于网络的体重控制干预的影响通常相对温和且具有短期性。在线减重社区主要设计用于帮助减重目的人群加强体重管理问题的交流。社区用户可以创建个人资料，加入兴趣小组，寻找和回答问题，并在这些平台上记录并跟踪自己的体重。为强化社区中的社交凝聚力，许多在线减重社区提供了"伙伴"功能，以满足用户的交友需求。基于"伙伴"功能形成的社会网络为用户提供了与他人长期共同减重的机会。此外，在线健康社区创造了一个匿名的虚拟空间，使成员能够自由地表达"隐藏的自我"，不受地域限制地与其他用户交流。在线减重社区的作用效果很大程度依赖于用户每天的参与程度。因此，改善用户参与成为保障网络干预策略的关键因素。体重控制任务通常费时而乏味。应用游戏设计元素可以增加用户的参与动机。现有研究显示，玩乐可以提高在线社区用户的满意度及参与意愿。在线减重挑战可以增加用户赋能及更多体重改变。由于减重为长期活动，需要个体持续不断的努力，因此研究推动用户持续参与的因素十分重要。由于一些影响持续参与的因素会在用户完成初次使用后才出现，因此信息技术的持续使用原因往往区别于它的初次使用。大量的研究基于期望确认理论解释了信息系统领域的持续参与行为。该理论认为用户对信息系统的持续参与决策取决于他的参与体验。同时，持续参与决策也会随着用户体验变化发生改变。用户通常会评估使用经历，形成对信息技术的感知价值。他们对信息技术的满意程度决定了随后的持续参与行为。许多因素可以影响用户对在线社区的持续参与行为。例如，Lin 等指出，用户满意度和归属感都对 Facebook 的持续参与具有积极影响。Choi 等聚焦于用户经历的质量，并认为良好的经历将改善用户对游戏的忠诚度。Stragier 等认为是否在线减重社区能够为用户提供欢愉的在线体验，对持续参与减重社区十分重要。

学界对于在线减重社区对减重效果的研究尚未得到较统一的研究结论。关于在线减重社区的研究中，前人研究大多都在探索参与减重社区对用户减重效果的影响。有一些学者在研究结果中论证使用在线减重社区对体重改善效果具有显著性影响，而另一些学者的研究结果则显示使用在线减重社区对体重改善效果并没有显著影响。

2.2　健康伙伴关系对个体健康影响相关研究

在线健康社区为人们提供了一个管理健康和交流支持的公共服务平台。人们可以超越时间和空间的限制，从在线健康社区中学习他人的经验知识，改变对疾病、健康行为和生活方式的认知。在线健康社区中建立的用户间交互还在满足用户的社会需求方面扮演着重要的角色。随着越来越多的人认识到在线健康社区的重要性，人们设计了不同的功能来支持用户实现健康管理。同时，在线健康社区提供的复杂功能也增加了用户的决策不确定性，使人们更容易遵从人际影响。个人将伙伴关于使用特定功能的行为活动视为是否以及如何使用该功能的信号。然而，目前尚不清楚在线健康社区中的社会邻近性是否会导致健康行为采纳中的社会传染。

在线健康社区中的伙伴网络由具有相似健康目标的个人组成，他们通过虚拟空间结交伙伴并进行长期交互。伙伴网络为个人提供了建立长期关系的机会，并使他们能够通过社会支持和社会影响管理自己的健康。在线伙伴网络中对个体健康行为的影响与网络结构和参与者属性密切相关。网络结构影响是指个体单纯基于社会网络关系而获得目标属性的过程。结构属性通常决定了个人获取信息和支持资源的能力，可以促进或限制传染。如果忽略结构属性的影响，单纯估计个体属性影响，将导致对单个属性的作用高估。相对应，个体属性反映了独立于连接的个体异质性。个体属性效应是指行动者完全基于其个人属性而拥有目标属性的普遍性，与社交连接无关。研究结果表明，个体属性也对人的行为具有积极影响。然而，现有的关于健康社会网络的研究往往忽略了参与者的异质性（如过去的行为）。通过社会实验可以检验健康行为的传播与某些网络结构和属性之间的关系。然而，这些实验中的网络连接通常是被操纵的。参与者往往缺乏作为在线健康社区用户的真实健康管理需求和经验。因此，有必要进一步研究自然形成的在线社会网络是否影响与健康相关的行为。

作为社会支持的重要来源之一，社会网络决定了个体能够得到的社会支持的数量和质量。Berkman 等的研究显示社会网络关系缺乏的患者因得不到足够的社会支持而面临较高的死亡风险。Wellman 等的研究发现，社会关系的强度能够影响社会支持的类别。国内学者贺寨平的研究也发现社会网络成员的失去会降低个体获得社会支持的水平，对身心状况具有显著的负面影响。除社会支持外，个体还从社会网络中得到同伴影响，努力使自己的行为符合周围节点的行为。这种社会关系引发的连接双方趋同的过程称为社会传染。个体的健康和健康行为会受到所接触人的正面或负面影响，并且这种影响会在社会网络中传播。Christakis等的研究显示，肥胖能够沿着社会网络传染。其随后的研究发现，戒烟行为也受到社会关系的影响，呈现扩散现象。Osgood等的研究表明，朋友关系会促使两个人的饮酒量变得更为接近。进一步的研究显示，网络的结构特征将影响社会传染的效果。例如，赵延东的研究发现，紧密度高、异质性低、强关系多的社会网络对心理健康的影响更大，而松散的网络则对生理健康更有帮助。上述研究证实了社会网络对个体健康的重要价值。

同伴影响又称社会影响，是指个体受同伴行为的影响而改变从事某项行为的预期效用和概率，反映了个体行为与同伴行为间的因果关系。在线社会网络同伴影响的实证研究主要关注在线社会网络中个体行为的相似性问题，即个体行为是否会受到在线社会连接的影响而最终产生与所连接个体一致的行为。理解在线社会网络的同伴影响对网络干预的设计具有十分重要的意义。例如，Aral等的研究表明，在线社会网络中不同的通知规则将影响到社会化媒体营销的效果。目前，探讨在线社会网络中产品或服务采纳行为的扩散机理是同伴影响研究领域的热门研究方向。Susarla等研究了社会网络对视频社交媒体YouTube热门程度的影响。Iyengar等研究了意见领袖在在线社会网络产品扩散中的作用。陆豪放等的研究显示，在线社会网络关系强度对用户信息转发行为具有重要影响。在线社会网络同样能够引起健康行为的扩散。Centola通过社会实验的方法分别研究了在线社会网络的构成和连接方式对健康行为扩散的影响。最近的研究发现，在线社会网络关系还能够影响个体内容的产生行为。Goes等的研究表明在线社会网络关系不仅能够提高在线评论的数量，还促使评论变得更客观。Zeng等的研究显示在线社会网络关系能够驱使连接双方产生的内容趋于相似。在线健康社会网络作为患者用户健康和社交需求的结果，只利用结构描述的方法很难建立起个体特征、网络、健康结果之间的关系。在线健康社会网络的形成是以连接双方个体决策为基础的微观过程，随着在线社交平台提高了好友及好友社会网络的可见性，需要考虑更多不同层次的因素（如互惠性、传递性）对网络形成的影响。在线健康社会网络对个体健康行为的影响研究往往把网络作为网站的一个组件，检验其对健康行为干预的有效性，而没有对病患网络本身的影响进行分析。

大量研究通过在线社会网络的行为扩散研究识别同伴影响。少数学者将在线社会网络的行为扩散研究拓展到健康领域，但所使用的网络为基于人工构建的理想网络，缺少基于真实网络的实证研究。此外，在患者用户在线参与实际获益难以度量的情况下，如何评估在线病患社会网络对健康状态转化的影响也是目前尚待解决的问题。自我健康监控是用户调节和跟踪自己健康的行为,是成功实现体重控制的一种核心行为。例如,持续的自我运动监控被发现对更多的运动参与和体重减轻具有积极影响。尽管自我监控对减重的作用机制尚不清楚,但自我监控可能会强化对目标行为的自我意识。健康信息技术的出现,使自我监控变得方便。与以前相比,用户更容易通过在线日志记录体重相关活动的进展,如体重报告和食物摄入量。含有自我监控组件的网络干预已被发现能够有效促进健康饮食等行为。

人们在做决定时经常从同伴处寻求意见,获得社会影响。长期以来,社会影响被认为对行为或产品采用有重大影响。社会影响的产生是一个二元过程,基于该过程,一个人表现出与相连接同伴一致的行为。描述性规范是指在特定环境下的典型行为模式。人们经常使用同伴行为作为参考点来推断描述性社会规范,了解在特定情况下什么样的行为在周围看了是"正常的"。人们可以通过从其他被认为重要的人士的行为中学习建立有效的决定。

社会影响被认为对健康相关的决策和行为有显著影响,如吸烟和饮食健康。人们的健康促进行为和健康风险行为受到基于社会关系的观察性学习的影响。人们可以通过观察好友如何做出健康或不健康的食物选择获得描述性规范,并根据规范建立与所观察一致的饮食。同样,人们可能会模仿他们观察到的同伴在体重管理等其他健康管理中的行为。因此,个体对健康行为相关描述性规范的感知受到个体社会网络的限制或促进。

现有研究为验证朋友之间的体重关系提供了重要支持。亲密的社会关系,如朋友,通常相互了解和信任,可以被视为行为干预的重要社会资源。基于这种社会关系开展的信息交流更容易被内化并对体重相关行为具有显著影响。然而,在线减重社区中形成的在线伙伴网络是否会影响体重或与体重相关的行为还不为人知。在线下情景中,人们容易在人际交往中在吃什么、吃多少、锻炼多少、是否减重等方面设定行为规范。人们能够建立共同从事的线下活动,如体育活动和聚餐。这些共同的活动允许交换关于他人习惯和偏好的信息,进而影响彼此的行为。然而,在线减重社区的网络社交伙伴往往是陌生人,没有真实世界的面对面交流和互动。这些平台上的社会联系的强度通常较弱,难以建立相互影响。

目前在线社会网络的同伴影响研究还面临着一些挑战。首先,同伴影响的识别研究常常面临反映问题(reflection problem),很难判定个体行为与同伴行为间的因果关系。同质性、同时性、不可观察的异质性等都可能引发同伴影响因果估计上的偏差。社会试验被认为是一种有效解决该问题的方法。然而,在线社会网络的网络规模通常较大,控制每个节点的网络环境十分困难。其次,现有研究往往将在线社会网络中的行为扩散简化为一种基于网络的随机过程。而在线病患社会网络中患者个体的健康属性和健康需求均表现出明显的异质性,这些异质性对同伴影响的产生方式和强度具有潜在影响。

最近的研究表明社交关系也会对在线环境产生影响,并导致行为上的相似性,如产品和服务的采纳和用户生成内容的产生。在在线减重背景下,用户的线上活动信息可以通过动态消息推送到达他们的社会网络。这些动态消息可能会提醒、促进和鼓励他们伙伴的态度(如"每周至少报告三次体重是有帮助的"),从而可能影响体重相关的行为。本书研究了在线伙伴网络对个体自我监控行为的影响。

2.3 在线社会支持相关研究

作为在线社区的核心,社会交互可以改善用户的感知的愉悦性。社会交互还能够促进成员间的信任,激励用户之间建立相互依赖。通过社会交互,用户能够获得他们想要的信息及情感支持,进一步增强他们持续参与的动力。人们在在线社区中发出帖子时,通常期望获得别人的回应。因此,缺失社会回应将减少他们的满意度。

在在线健康情景下,社会交互也是在线健康社区的基本要素。在线健康社区中的社会支持具有方便、匿名和非批判性的特点。这些支持在某种程度上起到对由疾病引发的非常态人群的保护作用。相比于真实环境中的社会支持,研究显示没有得到充足回应的用户往往会流失。社会支持中,信息支持和情感支持都对留存用户十分重要。因此,基于在线健康社区的社会支持研究也是近年在线健康社区研究的热门领域。学术界相信用户可以通过在线健康社区中的交流获得社会支持,包括信息支持、情感支持和陪伴。Yan等的研究显示信息支持是在线健康社区中最为常见的信息类型,但情感支持在促进患者健康改善方面发挥着更大的作用。Wang等的研究发现,相比于信息支持,情感支持更能够增加患者对所在在线健康社区的依赖性。上述研究深化了对在线健康社区中社会支持的构成及对个体影响的认识,但缺乏对社会支持如何在用户间形成问题的回答。该问题关系到患者用户能否得到以及得到什么样的社会支持。社会支持作为特定时间下的二元关系的描述,其形成除个体特征的影响外,还受到个体间关系强度、相对位置等结构化因素的影响。尽管已有证据显示社会网络作为社会支持的重要来源,对个体获得社会支持的水平和内容具有重要影响,但这一结论是否适用于在线情景尚需进一步验证。

　　学术界相信用户可以通过在线健康社区中的交流获得社会支持，包括信息支持、情感支持和陪伴。社会支持的类型和数量往往与用户的参与时间密切相关。Wang 和 Kraut 等的研究检验了不同类型社会支持对用户在线参与的作用，发现情感支持相比于信息支持对用户的持续参与行为具有更大的作用。另一项研究却发现虽然社会支持对留存用户具有重要作用，但过多的信息支持可能导致用户离开在线健康社区。一些研究还强调了社交元素在游戏化设计中的重要作用。现有研究已经发现社交因素在用户持续参与运动类游戏化服务意愿中的积极影响。社会交互被认为可以带来积极的体验。例如，认为合理的社会交互可以带来用户在游戏中的愉悦感受。游戏化设计中的社会支持可以帮助增进体力活动及赋能。因此，社会交互对在线减重挑战的作用有待研究。

第3章 在线减重社区用户健康行为扩散研究

社会网络与健康之间的关系是学术界长期关注的问题之一。个体的健康和健康行为会受到所接触的人的正面或负面影响,并且这种影响会在社会网络中传播。在线健康社会网络的形成是以连接双方个体决策为基础的微观过程,在线社交平台提高了好友及好友社会网络的可见性,需要考虑更多不同层次的因素(如互惠性、传递性)对网络形成的影响。本章主要通过实证研究检验患者自组织形成的在线健康伙伴网络中用户间健康行为扩散问题。

在线健康伙伴网络是指在线健康社区下用户之间因健康需求而聚集、互动,并在彼此认同的条件下形成的相对稳定的关系体系。在线减重社区中,减重用户在成为伙伴后,通常可以获得权限查看伙伴的个人资料。通过主页中的新鲜事功能,用户能知道好友是否在线,并跟踪他们的在线活动,如报告体重和添加新伙伴。用户的感知将会受到他所在伙伴网络中的位置和伙伴行为的影响。当用户观察到自己在线伙伴从事特定健康行为时,可能做出类似的行为。当用户通过社会网络连接关系学习、模仿伙伴的行为时,社会传染就会发生,健康行为就会在用户群体间蔓延。由于社交服务在健康行为扩散中的潜在应用,因此在线社会网络对减重行为的形成和改变具有非常重要的意义。

本章的研究重点是体重自我报告,即一种用户对在线减重社区中报告实时体重的自我监测行为。研究显示,自我监控的频率与体重减轻密切相关。在在线减重社区中,人们可以通过观察他们的伙伴是否以及多久报告一次体重来决定是否进行自我报告行为。本章研究的目的是探讨以下研究问题:体重自我报告行为在网络伙伴网络中是否存在传染效应? 如果是,个体属性和网络结构在其中起到何种作用? 使用社会网络分析方法识别在线减重伙伴网络的社会网络特征,使用自逻辑行动者属性模型构建一个社会影响的网络统计模型来分析网络结构和个体属性对自我监控行为的共同影响。

3.1 自逻辑行动者属性模型

个体某属性的概率可能取决于其他属性的存在,或者其社会网络中伙伴的属性。由于标准的统计方法(如多元线性回归或逻辑回归)具有独立观测假设,不能充分处理网络数据,因此本书研究采用社会网络分析方法,即自逻辑行动者属性模型(ALAAM)。该方法又称社会影响模型,是指数随机图模型(ERGM)的一个变种。ERGM 是一个强大的社会网络建模框架,用于建模网络形成或识别网络属性。与关注网络关系形成问题的 ERGM 不同,ALAAM 假设网络关系是外生的,并试图基于网络结构来解释节点属性。相比于 ERGM 通常用于通过属性预测网络连接,ALAAM 主要通过网络连接预测个体层次的属性结果。因此,ALAAM 更适合于检验个体属性如何受到网络的影响。与假设观测之间独立的逻辑回归相比,ALAAM 方法假设观测值二元关系相互依赖。该模型在考虑网络相关性的基础上,预测目标属性的条件概率。本章中,ALAAM 将用户的自我监控行为与他们在在线伙伴网络中的社交关系联系起来。

ALAAM 网络二元属性概率模型对二元属性 Y 和网络 X 的一般表达式可以采用以下形式:

$$\Pr(Y=y \mid X=x) = \frac{1}{\kappa(\theta_I)} \exp\left(\sum_I \theta_I Z_I(y,x)\right) \tag{3.1}$$

式中,$Z_I(y,x)$ 是给定图 X 中构型 I 的网络统计量;θ_I 是与构型 I 相对应的参数向量;$\kappa(\theta_I)$ 是一个正态化的量,它保证了一个合适的概率分布;Y 是一个二元变量,表示目标的属性的存在。

ALAAM 能够将个体特征和结构影响作为统计规律,并识别难以建模的变化。它允许以不同构型表示的观察到的网络依赖关系。构型是反映特定社会关系形成过程的可能网络关系子集。该模型评估某些构型的数量,并确定这些构型在网络中是否比随机更普遍。相比于一些网络统计方法,如 MRQAP,ALAAM 的模型设定更为灵活,更容易比较每个可能的属性向量的相对贡献。然而,ALAAM 也有局限性。由于 ALAAM 计算的复杂性,因此其 ALAAM 很难处理非常大的网络数据,且为没有考虑关系强度的横截面网络模型。

3.2 数据和变量

3.2.1 在线减重伙伴网络

本章的数据来自创建于 2006 年的一个大型在线减重社区。该平台旨在帮助成员减重,并允许用户在相互允许的情况下交友为"伙伴"。当用户确认来自另一个用户的邀请消息时,他们就成为好友。该平台的社会网络功能为本研究提供了一个合适研究在线社会网络对健康行为的同伴影响的机会。

本章随机选择并收集 2013 年之前加入社区,但在 2013 年有体重记录的用户信息,并采用滚雪球抽样策略采集数据。由于本章关注的是同伴间的传染效应,因此排除了没有同伴的成员的信息。为更好地检验传染对健康行为的影响,本章只保留在 2013 年至少报告过两次体重的成员的信息。本章也排除了 2013 年第一次报告与最后一次报告之间间隔少于 30 天的用户。最终,本章构建了一个具有 724 个节点和 826 条边的伙伴网络。

3.2.2 变量与构型

ALAAM 能够通过设置代表特定构型的参数来建立社会关系和参与者属性之间关系。因此,本书构建同时包含网络结构效应和个体属性效应的 ALAAM(表 3.1)。本书的因变量是自我体重报告表现,使用用户在 2013 年的自我监控频率来测量。由于用户对在线减重社区的使用存在不确定性,如有些用户可能会在 2013 年 2 月达到他们的体重目标,然后离开社区,因此本章将 2013 年 1 月 1 日到用户 i 最近一次报告的时间作为其活跃时间,并将该用户 i 在其活跃时间内报告体重的平均次数作为主模型因变量。构型的概念及影响的符号和解释来自 Daraganova 和 Robins 的研究。

本章主要关注传染效应,检验目标属性的网络扩散。属性密度效应测量具有目标属性的节点在网络中的出现频率,其作用是作为基准比较来解释其他效应。其他反映网络结构与目标属性之间不同关系的结构效应主要作为当前模型中的控制变量。个体在自我监控活动中表现优异可能仅仅因为社会关系的存在而与他们同伴的行为无关,所以本章在模型中包括了 Activity 和 Ego−2Star 构型。如果用户有一个具有高自我监控表现的伙伴,那么拥有伙伴的数量可能会增加或自身高表现的可能性减少。因此,本章加入了 Alter−2Star1 和 Alter−2Star2 构型。同样,闭包结构可能与表现密切相关。因此,本章还在模型中加入了 TA1、TA2、TA3 构型。除结构效应外,本章还在模型中包含了个体属性效应。

表 3.1　网络结构效应和个体属性效应构型

效应	构型
结构效应	
Attribute density	●
Activity	○—○
Contagion	○—●
Ego—2Star	○<○○
Alter—2Star1	○<○●
Alter—2Star2	○<●●
TA1	○<○○
TA2	○<○●
TA3	○<●●
个体属性效应	
Attribute covariate	■

本章在模型中加入 StartWeight$_i$ 和 Tenue$_i$ 来控制内在属性的异质性。以往关于社会影响的研究往往忽略了过去行为的影响,这在健康行为中被证明是重要的,导致高估了同伴的影响。如果用户在过去频繁报告体重,那么该用户在 2013 年也可能有很高的自我报告表现。因此,本章加入了 NumWeightB$_i$ 和 WeightLossB$_i$ 来控制过去社区参与的异质影响①。社会支持通常被认为是促

---

① 一些用户可能在 2012 年加入社区或还未建立起报告体重的习惯,但在稍后的同伴影响下开始报告。因此,采用每个用户的第一次报告时间作为其第一阶段的开始时间。

进减重行为和体重结果的重要因素。来自其他相似个体的信息和陪伴支持可以减少健康行为改变的不确定性和成本。该平台允许用户通过点击"支持"按钮（类似于 Facebook 上的"喜欢"按钮）或评论他们的自我报告日志来公开支持他们好友的自我报告行为。因此，本章还通过 $NumSupportE_i$ 和 $NumCommentE_i$ 来控制社会支持的影响。模型中变量的描述性统计见表 3.2。

表 3.2　模型中变量的描述性统计

变量	均值	标准差	最小值	最大值
$NumWeightA_i$	0.120	0.159	0.006	1.472
$StartWeight_i$	92.910	25.803	40.400	213.600
$Tenue_i$	973.000	426.898	365.000	2 660.000
$NumWeightB_i$	0.100	0.135	0.000	1.004
$WeightLossB_i$	0.022	0.047	−0.130	0.402
$NumSupportE_i$	0.002	0.010	0.000	0.199
$NumCommentE_i$	0.119	0.826	0.000	15.114

由于 ALAAM 只能处理一个二元因变量，因此参考 Letina 的研究，本章使用自我报告表现的中位数作为分界点，对连续变量进行二分类。当自我报告表现等于或高于中位数表现时，将二元变量编码为 1；否则，它被编码为 0。本章也对其他的个体属性变量进行二分。变量相关性矩阵见表 3.3。各变量间两两相关系数均小于 0.40。

表 3.3　变量相关性矩阵

变量	1	2	3	4	5	6
StartWeight	1.000					
Tenue	0.019	1.000				
NumWeightB	−0.113	−0.243	1.000			
WeightLossB	−0.091	−0.265	0.376	1.000		
NumSupportE	−0.028	−0.062	0.091	0.033	1.000	
NumCommentE	0.012	−0.230	0.175	0.064	0.225	1.000

2013年在线伙伴网络和用户报告行为的可视化结果如图3.1所示。节点的颜色代表自报告表现高或自报告表现低的用户(灰色表示2013年自报告表现大于等于中值)。网络统计特征见表3.4。可见,样本中的社会关系呈现局部性。

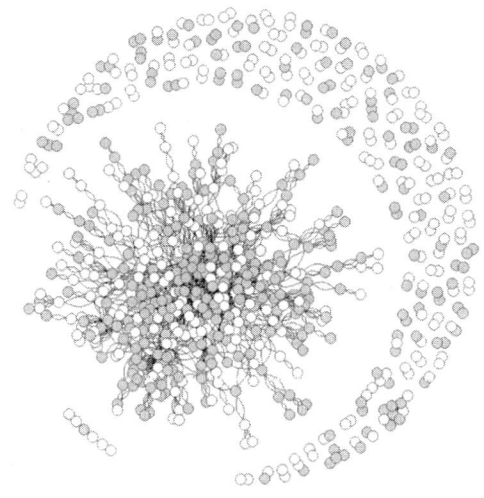

图 3.1　2013 年在线伙伴网络和用户报告行为的可视化结果

表 3.4　网络统计特征

节点数	连接数	密度	平均度	度中心化	平均距离	直径	聚类系数	传递性
724	826	0.003	2.282	0.038	15.114	11	0.121	0.080

3.3　结果分析

3.3.1　参数估计

利用马尔可夫链蒙特卡洛最大似然估计方法对模型中的参数进行估计。利用该算法,当参数能够最佳表示观测模型时,模型的参数估计将收敛。对于本章的模型,所有的参数估计都收敛。ALAAM参数估计结果见表3.5。与标准回归一样,统计上显著的正或负的参数值表明预测器增加或减少了自我报告表现高于中位数的概率。密度效应类似于回归中的截距。

在模型 1 中,当同时考虑结构效应和行动者内在属性效应后,只有传染效应是显著的预测因子。正向显著的传染效应表明代表传染的构型在伙伴网络中出现的可能性大于随机预期。与其他积极参与体重报告的伙伴建立联系更可能具有更高的自我报告表现。Activity 和 Ego－2Star 效应的不显著表明仅仅结交一个或多个伙伴并不能帮助提高自我报告的表现。拥有表现不佳的伙伴可能会限制人们的感知，导致他们过高估计自己的自我报告表现。Alter－2Star1、Alter－2Star2、TA1、TA2、TA3 的影响也不显著。用户通常可以通过动态信息机制了解好友活动。人们会更加关注那些表现出色的人。对于有一个具有高自我报告表现伙伴的用户，拥有多个关系或凝聚关系不会增加高表现的可能性。个人的内在属性、初始体重和参与时间也不影响自我报告的表现。

由于本研究数据中的所有用户都是在 2013 年之前注册的，因此他们有足够的时间来熟悉自我报告行为。在模型 2 中，当控制过去社区参与的异质效应时，传染效应也是显著的，这表明传染效应不能用过去的行为表现来解释。虽然过去表现对用户自我报告表现有显著影响，但过去表现的影响小于传染效应。当本章进一步控制社会支持对自我报告行为的影响时，传染效应仍然显著（模型 3），表明本章的结果是稳健的。对用户自我报告行为的支持和评论数量也与用户的自我报告表现呈正相关。社会支持可以促进用户的动机和鼓励，进一步增强自我报告行为。如模型 3 的结果所示，在促进自我报告行为方面，传染效应优于任何其他效应。

表 3.5　ALAAM 参数估计结果

	变量	模型 1		模型 2		模型 3	
		参数估计	标准差	参数估计	标准差	参数估计	标准差
结构效应	Density	－0.221	0.175	－0.554*	0.221	－0.853*	0.233
	Activity	－0.114	0.118	－0.142	0.124	－0.205	0.124
	Contagion	0.595*	0.175	0.606*	0.179	0.586*	0.181
	Ego－2Star	－0.007	0.009	－0.007	0.009	－0.001	0.009
	Alter－2Star1	－0.016	0.033	－0.013	0.035	－0.016	0.036
	Alter－2Star2	0.013	0.049	0.005	0.053	0.002	0.054
	TA1	1.048	1.025	1.047	0.992	0.839	0.944
	TA2	－1.168	1.150	－1.130	1.116	－0.948	1.100
	TA3	1.233	1.363	1.177	1.327	1.047	1.354

续表3.5

	变量	模型 1		模型 2		模型 3	
		参数估计	标准差	参数估计	标准差	参数估计	标准差
个体属性效应	StartWeight	−0.074	0.078	−0.039	0.075	−0.044	0.080
	Tenue	−0.096	0.078	−0.046	0.083	0.022	0.081
	NumWeightB			0.565*	0.091	0.554*	0.088
	WeightLossB			−0.259*	0.094	−0.239*	0.092
	NumSupportE					0.525*	0.170
	NumCommentE					0.364*	0.088

注：* 表示统计显著性。

3.3.2 拟合优度检验

本书对模型进行了拟合优度检验，以验证模型与模型的拟合程度，生成1 000个模拟模型，并与3个观测模型一系列网络统计量进行对比。观测模型与生成样本的统计差异越小，估计模型的拟合度越好。表3.6显示模型拟合较好。

3.3.3 鲁棒性检验

由于本章的因变量使用自我报告表现的中值作为界限值，其结果可能受到界限值选择的影响，因此在模型1和模型2中，本章使用自我报告表现的60%和70%分位数作为阈值建立替代因变量，对主要结果的稳健性进行了评估。为缓解节点属性的界限值选择问题，在模型3和模型4中，本章分别使用60%和70%的节点属性分位数作为界限值，验证本章的结果对于不同的节点属性界限值选择是否具有鲁棒性。此外，本章重复了模型5中的ALAAM分析，但这次使用2014年的自我报告表现作为因变量。

表 3.6 拟合优度检验结果

	变量	模型 1				模型 2				模型 3			
		观察值	均值	标准差	t-比例	观察值	均值	标准差	t-比例	观察值	均值	标准差	t-比例
结构效应	Density	362	362.407	15.924	−0.026	362	362.079	14.951	−0.005	362	361.861	14.529	0.010
	Activity	1 024	1 023.939	58.878	0.001	1 024	1 024.365	52.192	−0.007	1 024	1 022.108	51.850	0.036
	Contagion	345	345.232	37.682	−0.006	345	345.370	33.597	−0.011	345	344.023	33.109	0.030
	Ego−2Star	3 884	3 877.238	361.916	0.019	3 884	3 892.667	315.278	−0.027	3 884	3 874.952	318.130	0.028
	Alter−2Star1	6 331	6 328.004	466.425	0.006	6 331	6 337.351	415.464	−0.015	6 331	6 322.612	406.485	0.021
	Alter−2Star2	2 124	2 123.787	312.754	0.001	2 124	2 129.727	281.662	−0.020	2 124	2 119.305	274.815	0.017
	TA1	308	307.763	30.900	0.008	308	308.987	27.259	−0.036	308	307.095	27.463	0.033
	TA2	250	250.046	50.736	−0.001	250	251.541	45.539	−0.034	250	249.257	45.254	0.016
	TA3	69	69.214	20.756	−0.010	69	69.591	18.934	−0.031	69	68.873	18.645	0.007
个体属性效应	Start Weight	809	809.030	20.590	−0.001	809	809.118	19.680	−0.006	809	809.944	19.173	−0.049
	Tenue	652	652.914	21.650	−0.042	652	651.752	19.281	0.013	652	652.733	19.402	−0.038
	Num Weight B					1 065	1 065.192	20.514	−0.009	1 065	1 064.676	19.994	0.016
	Weight Loss B					988	988.662	19.620	−0.034	988	987.476	19.586	0.027
	Num Support E									298	298.209	6.442	−0.032
	Num Comment E									1 094	1 093.697	18.813	0.016

注：t-比例 =（观察值 − 样本均值）/标准误差。

本章在表3.7中报告了鲁棒性检验的结果。结果显示,从模型1到模型5的关键结果与之前的估计相似。特别是传染效应变量的符号和显著性对不同的因变量和解释变量的定义方式是稳健的,说明当控制个体属性和其他网络结构效应时,传染效应仍然是重要的。

表 3.7 鲁棒性检验的结果

	变量	模型 1	模型 2	模型 3	模型 4	模型 5
	Density	−1.248*	−1.894*	−1.281*	−1.816*	−0.574*
		(0.247)	(0.274)	(0.224)	(0.228)	(0.238)
	Activity	−0.261*	−0.076	−0.260*	−0.173	−0.217
		(0.115)	(0.111)	(0.123)	(0.125)	(0.110)
	Contagion	0.732*	0.496*	0.718*	0.476*	0.570*
		(0.184)	(0.185)	(0.196)	(0.201)	(0.170)
结构效应	Ego−2Star	−0.001	−0.007	−0.001	0.002	−0.001
		(0.009)	(0.008)	(0.009)	(0.009)	(0.007)
	Alter−2Star1	0.016	0.006	0.024	0.013	−0.011
		(0.038)	(0.031)	(0.039)	(0.032)	(0.027)
	Alter−2Star2	−0.049	−0.040	−0.058	−0.045	0.005
		(0.061)	(0.059)	(0.064)	(0.062)	(0.045)
	TA1	0.799	0.590	0.825	0.408	−0.121
		(0.746)	(0.512)	(0.781)	(0.540)	(0.304)
	TA2	−0.814	−0.575	−0.866	−0.413	0.357
		(0.855)	(0.632)	(0.895)	(0.659)	(0.454)
	TA3	0.822	0.680	0.879	0.445	−0.775
		(1.084)	(0.865)	(1.123)	(0.896)	(0.724)

续表3.7

变量		模型1	模型2	模型3	模型4	模型5
个体属性效应	StartWeight	−0.075 (0.081)	0.000 (0.092)	−0.049 (0.087)	−0.083 (0.109)	−0.012 (0.083)
	Tenue	0.012 (0.088)	−0.069 (0.099)	0.025 (0.090)	−0.057 (0.114)	0.178* (0.081)
	NumWeightB	0.608* (0.093)	0.689* (0.106)	0.746* (0.095)	0.955* (0.115)	0.268* (0.088)
	WeightLossB	−0.278* (0.092)	−0.312* (0.104)	−0.368* (0.101)	−0.373* (0.128)	−0.104 (0.090)
	NumSupportE	0.444* (0.158)	0.659* (0.160)	0.381* (0.155)	0.606* (0.154)	0.616* (0.157)
	NumCommentE	0.338* (0.158)	0.320* (0.102)	0.397* (0.093)	0.616* (0.109)	0.022 (0.091)

注：* 表示统计显著性。

3.4 研究总结

为检验在线减重社区中存在的健康行为扩散现象,本章使用自逻辑行动者属性模型构建一个社会影响的网络统计模型来分析网络结构和个体属性对自我监控行为的共同影响。在控制了个体属性影响及网络结构影响后,研究发现在线健康伙伴网络中个体间存在自我监控健康行为的传染效应,且所构建模型拟合较好。鲁棒性检验进一步验证了结论的稳健性。研究同时发现,社会支持与过去行为和健康行为表现密切相关。

本研究具有理论贡献。首先,研究贡献于社会网络与减重之间的关系理解。以往的检验社会网络对减重的影响通常集中于线下场景,缺乏线上场景。相比于线下交互关系,线上交互关系通常建立于陌生人之间,且缺乏直接接触,关系强度较弱,产生相互影响的难度更大。但本章是对这一领域研究的扩展,证实了虚拟伙伴间同意存在健康行为扩散,为基于互联网建立减重的大规模健康行为干预提供参考。其次,从方法上看,传统研究往往使用实验室试验人为搭建用户间健康伙伴关系。本章使用真实数据,使用自逻辑行动者属性模型分离干扰因素的影响,为相关研究提供方法参考。同时,Centola实验室研究的发现一致,研究结果证实社交加强有助于健康行为扩散,而较凝集的关系并不会强化健康行为的扩散。最后,研究还是对在线健康社区价值研究的重要补充,研究发现强调了社交功能对于体重管理目的的重要意义。尽管研究聚焦于减重领域,但结果仍然潜在适用于其他(如戒烟、戒酒等)需要建立长期行为习惯的健康行为。

  本章还具有对在线健康社区服务提供者的实践价值。平台往往面临着用户如何正确使用平台及建立健康行为依从性的问题。鉴于本章发现的传染效应,平台提供者应该激励用户建立社交关系及交互,并增加好友之间健康行为的可见性或提供好友健康行为的频次,形成社会规范。

  尽管具有研究贡献,但本章仍具有一定的局限性。用户之间不可观察的行为改变可能影响用户间健康伙伴关系的建立。研究通过构建两个时间段及控制过去行为解决该问题,但准确测量过去行为比较困难。此外,ALAAM为截面数据模型,未来可以进一步考虑更多面板数据模型。

第4章　在线减重社区用户社会支持对持续参与的影响研究

游戏化是指利用游戏设计元素驱动用户实现设定目标。游戏化设计以游戏化设计元素为基本组件构成，其设计元素日趋多样，且具有不同功能。例如，积分可以完成游戏化环境中对成就和具体活动完成情况的数字化奖励；徽章可以实现游戏化环境中对成就的符号化表示；排行榜按照特定评价标准，根据玩家间的相对成绩排名；等级通过一种累计经验的进展阶梯帮助用户获得成就；挑战通过设置具有一定难度的待完成任务，让用户得到能力上的满足。

在健康领域，越来越多的移动健康应用采用游戏化设计吸引、引导、激励用户参与，提升用户体验，并产生持续参与、健康行为促进等行为结果。但单纯增加积分、排名等游戏元素，忽视用户的功能性目标和有意义参与，将导致游戏化技术无法达到预期目的而失效。例如，排行榜能够用于反馈任务表现，但过分突出排行榜，将使用户将注意力过多集中于与其他用户的竞争，而忽视本来的健康目标。简单引入或大量堆砌游戏设计元素，而忽视游戏化设计的作用机理，往往陷入"游戏化陷阱"，限制了游戏化技术对健康的影响效果。

本章的研究对象为在线减重挑战（online weight-loss challenge，OWC）。在线减重挑战是指吸引用户参与，并鼓励用户参与实现减重目标的虚拟挑战活动。在在线减重挑战中，动机示能性（如目标、挑战）被整合到某些任务中，用于激励用户预期的体重控制行为。目前，在线减重挑战是否以及在多大程度上能够切实改善用户减重表现仍未知。减重目标的实现需要用户坚持不懈地努力，但当前大多数在线减重挑战往往采取一刀切的方式，并有较短的时间限制。因此，在线减重挑战用户往往呈现高流失率，限制了其效应的发挥。确保用户长期参与对在线减重挑战在减重上的有效性十分关键。

社会交互被认为对促进在线社区持续参与具有重要作用。然而，这一作用是否以及如何适用于在线减重挑战尚且未知。在线社区主要基于用户之间交流，达到交流目的。与之相比，用户间交流在游戏化设计中并不处于高优先级，后者更关注用户的功能性目标。本章系统地检验社会交互是否以及如何影响用户在在线减重挑战活动中的持续参与行为。

为提升用户参与度,在线减重社区通常具有多种社会交互功能。小组使具有相同兴趣的用户聚集并在小组论坛中交流。通用论坛则面向更广泛的受众问答、共享、讨论。这些在线减重挑战之外的模块使挑战用户可以获得挑战参与之外的交流。从结构的角度讲,挑战活动内外部的区分代表了不同交流关系强度。弱连接理论认为松散的弱关系有助于个体获得信息收益。在线减重挑战外交流因此更可能满足用户在信息方面的需求。在线健康情景下,人们通过相互交流获得社会支持。社会支持具有不同形式,如信息分享和表达关心,满足了人们的不同需求。

本章主要研究社会支持视角下连线减重社区用户的持续参与问题,量化并比较不同来源、不同形式的社会支持对在线减重挑战持续参与行为的影响,使用 Cox 风险比例模型,同时考虑来自在线减重挑战内外的交流活动,并通过文本挖掘技术识别不同类型的社会支持,研究它们在在线减重社区持续参与行为中的不同作用。

4.1 假设的提出

现有文献显示社会交流及从交流中获得的收益对在线社区中的用户持续参与具有积极影响。用户间交流可看作游戏化活动参与经验的一部分。良好的体验来自于用户体验有效或与其他用户交流愉快。在线减重挑战中的社会交流可以建立用户间的亲密感,进一步促进参与。

除在线减重挑战外,在线减重社区还有一些其他交互元素,如小组论坛、通用论坛等。这些在线减重挑战之外的模块使挑战用户可以建立挑战参与之外的交流,并获得社会支持。挑战外交流可以促进用户对在线减重社区的认同,使用户将自己作为在线社区的一部分,驱动自身参与社区活动。这些社交模块还可以满足用户的信息需求。这些收益都将帮助用户获得正面参与体验,增进对社区的忠诚度及对平台的感知价值与信任。对在线社区的忠诚度使用户愿意花更多的时间在平台的各项活动上。他们对在线社区的忠诚也进一步转换为对其具体模块(如在线减重挑战)的信任。对于在线减重挑战用户,来自在线减重挑战之外的回应同样可以带来对在线减重挑战模块的信任和参与。因此,本研究提出如下假设。

(1)H1. 在线减重挑战内外的社区回应都将正向影响用户对在线减重挑战的持续参与。

(2)H1A. 在线减重挑战内的社区回应将正向影响用户对在线减重挑战的

持续参与。

(3)H1B。在线减重挑战外的社区回应将正向影响用户对在线减重挑战的持续参与。

用户可以从在线健康社区回应中获得社会支持,具体包括信息支持、情感支持与陪伴。参与在线减重挑战时,人们可能面临不熟悉挑战模块使用、不了解任务如何实现等问题。因此,需要获得来自其他用户的信息支持。

这些信息支持可以加深他们对于挑战的理解,满足信息需求,促使他们更有效地完成挑战任务,获得积极经历。进一步,游戏内交流可以提供情感支持,如鼓励和理解。例如,当用户在挑战参与过程中遇到挫折时,可以获得来自其他用户的鼓励而坚定自己的信念。此外,陪伴使用户感受到他们并非独自参与,他们的参与进程将能够被周围人看见。因此,三种类型的社会支持都可以影响忠诚度,但其中的一种或多种可能具有更大的作用。文献显示,区域性连接和距离较短的连接通常有更大的强度,具有更强的关系优势,但具有更弱的信息优势。因此,在线减重挑战中的关系作用对持续参与行为非常重要。在线减重挑战中的情感支持和陪伴可以促进社会认同。社会认同感可以促进凝聚性,增强局部一致性和社会强化,推动用户的持续参与。

在线减重挑战外部的用户间社交互动带来的影响明显区别于在线减重挑战内部。Granovetter 的研究显示松散和长距离的关系往往带来更多样、新颖的信息。因为长距离关系通常强于信息传递而弱于关系功能,所以在线减重挑战外部交流的信息作用对持续参与行为的影响将强于关系作用。因此,以下假设被提出。

(1)H2。在线减重挑战内外获得的信息支持、情感支持和陪伴都将正向影响用户对在线减重挑战的持续参与行为。

(2)H2A。在线减重挑战内获得的情感支持和陪伴相比于信息支持对在线减重挑战的持续参与行为具有更大的正向影响。

(3)H2B。在线减重挑战外获得的信息支持相比于情感支持和陪伴对在线减重挑战的持续参与行为具有更大的正向影响。

4.2 Cox 比例风险模型

本章研究不仅关注用户参与挑战活动的流失问题,还进一步研究影响用户持续参与时间长短的因素。因为持续时间为正值且通常偏离整体分布,所以线性回归模型不是特别合适的方法。更重要的是线性回归不能有效处理观察数据中的删失(censoring)问题。删失主要是指生存时间信息的不完整,比较常见的是右删失(right-censoring)问题,即事件发生在最后观察时刻之后。该问题主要由事件发生在观察期终点之后或参与者在事件发生前流失导致。例如,在临床实验中,患者可能在实验结束时药物的作用仍然持续,或是在实验终止前脱离实验。删失影响了参数估计的有效性。为解决上述问题,本章研究使用 Cox 比例风险模型(cox proportional hazard model)对观察数据进行生存分析。

生存分析通常用于对事件发生的时间进行检验和建模。Cox 比例风险模型作为一种重要的生存分析方法,主要用于检验协变量与生存分布之间的关系。该模型通过风险函数检验多种因素对生存时间的影响。相比于其他统计方法,Cox 比例风险模型在分析持续参与时间上具有以下优势:首先,Cox 比例风险模型对基准风险函数没有任何假定,可以为任意非负函数;其次,Cox 比例风险模型可以同时分析多个因素对生存时间的影响,且允许加入随时间改变的协变量;最后,Cox 比例风险模型允许数据中存在右删失。

除普遍用于临床研究中的病患死亡风险分析外,Cox 比例风险模型还可用于分析"事件发生时间(time-to-event)"的问题,如客户流失时间、出狱人员重新入狱时间。同时,该模型也是研究在线社区用户持续参与问题的常用方法。

Cox 比例风险模型的数学形式为

$$h(t,x) = h_0(t) e^{\sum_{i=1}^{n} \beta_i x_i} \tag{4.1}$$

式中,$h(t,x)$ 是危险率,是一个流失的条件概率,该概率与协变量成比例;$h_0(t)$ 是基准风险函数,可以是关于时间 t 的任意非负函数,表示不受解释变量影响的失败率;$x_1, \cdots, x_n$ 是不同的解释变量;$\beta_1, \cdots, \beta_n$ 是待估回归系数,当 $\beta_i = 0$ 时,意味着解释变量 x_i 与生存时间 t 之间没有必然关系,当 $\beta_i < 0$ 时,解释变量 x_i 将会降低事件发生的风险率,当 $\beta_i > 0$ 时,则表示解释变量 x_i 将会提高事件发生的风险率;$e^{\sum_{i=1}^{n} \beta_i x_i}$ 为解释变量 x_i 的风险率。在本章研究中,"事件"指挑战者用户不再参加在线减重社区中的挑战活动,生存时间为用户首次和末次参加挑战所间隔的时间。

Cox 比例风险模型是一种半参数多变量生存分析方法。由于基准风险函数 $h_0(t)$ 可以采用任何形式,协变量以线性形式进入模型,因此不同解释变量下的观察值 i,j 所对应的线性预测函数可以分别写成

$$\eta_i = \beta_1 x_{i1} + \beta_2 x_{i2} + \cdots + \beta_k x_{ik}$$
$$\eta_j = \beta_1 x_{j1} + \beta_2 x_{j2} + \cdots + \beta_k x_{jk}$$

二者之间的风险率可以表示为

$$\frac{h_i(t)}{h_j(t)} = \frac{h_0(t)\mathrm{e}^{\eta_i}}{h_0(t)\mathrm{e}^{\eta_j}}$$

$$= \frac{\mathrm{e}^{\eta_i}}{\mathrm{e}^{\eta_j}}$$

$$= \mathrm{e}^{\beta_1(x_{i1}-x_{j1})+\beta_2(x_{i2}-x_{j2})+\cdots+\beta_k(x_{k2}-x_{k2})}$$

因此，Cox 模型是一个比例风险模型，其独立于时间 t。

4.3 数据收集

本研究数据来源于某大型在线减重社区。该平台拥有一系列功能，包括：通用论坛，主要用于用户公开交流；兴趣小组，由共同特点兴趣的用户聚集而成并设有小组论坛。特别地，该平台拥有挑战赛功能。该功能下，管理者发布一个减重任务（如每天运动 30 min），并设定一些参数，如开始时间、活动时长。一旦任务发布，社区用户就可以申请并在限定的时间参与其中。本研究主要对该社区用户对网站挑战赛模块持续参与的影响因素进行分析。网站中的第一个挑战赛建立于 2008 年 7 月 28 日，并开始于 2008 年 8 月 2 日。本章收集网站中从 2008 年 8 月 2 日到 2013 年 12 月 20 日（共 281 周）的挑战赛以及参加挑战赛的用户活动信息。

由于用户在自我报告体重中可能存在失误或错误，造成所报体重不合理和不一致的现象，因此根据 Hwang 和 Ning 的建议，对数据进行如下处理：去掉开始体重或目标体重为 0 的用户；去掉目标体重大于开始体重的用户；去掉开始体重与目标体重之差小于 3 kg 的用户。

为使用 Cox 比例风险模型进行生存分析，需要识别用户流失事件的发生。当目标用户长时间没有参加任何挑战时，可以认为是该用户流失事件的发生。因此，本章研究假定如果目标用户在最后 12 周中没有参加任何挑战活动，即认为该用户已经停止使用挑战赛，流失事件发生。用户的持续参与时间为该用户第一次参与到最后一次参与的时间间隔。为避免截止时间选择对结果的影响，本研究还进一步将停止挑战的截止时间假定在最后 4 周和最后 20 周。

为减少数据右删失的影响，排除在最后 20 周内第一次参加挑战的用户。最终得到数据包含 4 054 个挑战赛，27 378 人。用户在线减重社区中对挑战活动的持续参与随参与时长的变化如图 4.1 所示。用户参与时长在 5～15 周之间时发生大规模流失，只有不到 20% 的用户在 20 周后依然继续参加挑战活动。

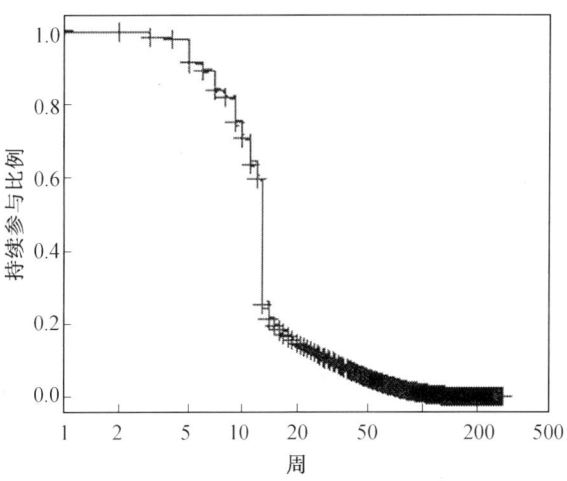

图 4.1　用户在线减重社区中对挑战活动的持续参与随参与时长的变化

4.4　变　量

根据用户是否以及何时参与挑战活动,本章获取了该用户参与挑战活动的生存时间持续参与时长。该变量通过计算用户第一次出现和最后一次出现的间隔时间得到。

1. 解释变量

挑战者在在线减重社区中的交流可以分为两类:一类为挑战者参加挑战模块中所附带的挑战赛论坛的内部交流,该论坛主要具有支持挑战的作用,减少挑战活动参与过程中的不确定性,为同一挑战中的参与者对竞赛任务的探讨提供平台;另一类为通用论坛和在小组模块中设置的小组论坛的外部交流,这些论坛通常是在线减重社区用户获取社会支持的主要场所,支持社区成员就共同关心的健康问题展开交流(通常与挑战无关),这一类交流可以增强患者用户间的相互联系和对社区的归属感。因此,本章研究使用挑战赛论坛回应、通用论坛回应和小组论坛回应数量来测量在线减重社区中的社区回应情况。

2. 控制变量

除社区交流相关解释变量外,Cox 比例风险模型中还放入了其他重要的潜在影响因素作为控制变量。本章研究中解释变量的定义见表 4.1。体重改变反映了个体的减重表现。

表 4.1　本章研究中解释变量的定义

变量名	定义
挑战赛论坛回应$_{it}$	用户 i 在时间 t 是否得到来自挑战赛论坛的回复
通用论坛回应$_{it}$	用户 i 在时间 t 是否得到来自论坛的回复
小组论坛回应$_{it}$	用户 i 在时间 t 是否得到来自小组论坛的回复
体重改变$_{it}$	用户 i 在时间 t 报告体重的平均值与上一次报告体重间差值
挑战赛时长$_{it}$	用户 i 在时间 t 参加挑战赛的平均时长
挑战赛规模$_{it}$	用户 i 在时间 t 参加挑战赛的平均参加人数

根据期望确认理论,用户对某种服务的持续使用意图是由其对之前使用的满意程度决定的。用户在挑战参与过程中感知到的减重效果将决定用户对参与期望的确认,进而影响对挑战活动的持续参与意愿。影响挑战者对挑战参与满意度的直接感受是体重的变化。因此,本章研究模型对每月体重改变加以控制。因为每个人的体重有差别,所以使用绝对的体重改变并不适合直接用于检测减重结果。为控制个体体重异质性,与 Kolotkin 和 Crosby 等、Khan 和 Sterling 等的研究一致,本章计算体重的每月变化百分比作为控制变量。

不同的在线减重挑战可能是用户具有不同的体验,并影响参与意愿。因此,本章加入在线减重挑战的相关因素作为控制变量。之前的研究认为用户所在在线用户团体(社区)规模对用户的参与行为具有影响。例如,一项检验用户团体规模大小对维基百科的贡献动机影响的研究显示,用户团体规模的减小将损害用户对社区的贡献动机。该研究将原因归结为社会效益,缩减的团体规模减少了用户参与社区带来的社会效益。而另一项研究显示在线社区中的用户规模对在线活动同时存在正面和负面两种影响。除影响参与动机外,研究发现团体规模的大小还影响用户参与的持续性。同一挑战中,参与人数的多少反应了该挑战吸引力的大小,并决定了该挑战的激烈程度和挑战者的参与热情。因此,本章研究对目标用户在一周中参与挑战的平均规模加以控制。为进一步控制挑战赛的异质性,本章研究还将挑战赛时长作为控制变量。

这些解释变量的描述性统计和每对解释变量间的相关系数见表 4.2。根据表 4.2,可以看到所有解释变量及控制变量间的相关系数均远小于 0.20。研究计算了这些变量的方差膨胀因子(VIF),最高的 VIF 为 1.03,远小于 10。因此,对参数的估计不会受到变量间共线性的影响。而由于预测变量的方差较大,因此变量的分布可能不呈现正态。为减小这一影响,将所有预测变量对数化。

表 4.2 解释变量的描述性统计和每对解释变量间的相关系数

变量	均值	标准差	1	2	3	4	5	6
体重改变	0.002	0.006	1.000					
挑战赛论坛回应	0.093	1.836	0.029	1.000				
通用论坛回应	0.149	5.558	0.018	0.028	1.000			
小组论坛回应	0.127	4.445	0.010	0.031	0.013	1.000		
挑战赛规模	156.600	143.672	−0.007	−0.014	−0.006	−0.004	1.000	
挑战赛时长	63.240	21.568	−0.073	−0.027	−0.011	−0.010	0.149	1.000

4.5 实 证 分 析

4.5.1 交互回应影响的估计

本章研究使用 R 包 survival 实现参数估计过程。本研究利用 Cox 比例风险模型进行生存分析的结果见表 4.3。表中分别列出了截止时间为最后 4 周、最后 12 周和最后 20 周的参数估计结果和风险率。预测变量系数为负时意味着风险概率的降低和持续时间的增加,反之亦然。

表 4.3 利用 Cox 比例风险模型进行生存分析的结果

变量	估计系数(4周)	风险率(4周)	估计系数(12周)	风险率(12周)	估计系数(20周)	风险率(20周)
挑战赛论坛回应	−2.248***	0.106	−2.245***	0.106	−2.236***	0.107
通用论坛回应	−0.733***	0.481	−0.721***	0.487	−0.724***	0.485
小组论坛回应	−0.516***	0.597	−0.522***	0.594	−0.502***	0.606
体重改变	−23.550***	0.000	−23.520***	0.000	−23.900***	0.000
挑战赛规模	−0.019*	1.000	−0.041***	0.960	−0.048***	0.953
挑战赛时长	−1.694***	0.184	−1.755***	0.173	−1.761***	0.172

注:显著性水平 * $p<0.05$, ** $p<0.01$, *** $p<0.001$。

以最后 12 周为例,挑战赛论坛回应系数为负且显著($-2.248, p<0.001$)意味着挑战活动的内部回应积极影响持续挑战行为,H1A 得到验证。社区回应影响的估计结果如图 4.2 所示,通用论坛回应和小组论坛回应系数为负且显著,即外部回应同样可以促进持续挑战行为。外部回应增加用户对平台的信任,进

一步增加了挑战活动的黏性,因此 H1B 得到验证。关于 H1A 和 H1B 的检验结果支持了 H1,社区回应对持续挑战行为的促进作用得到验证,该结果与其他在线社区(如创新社区)的持续参与研究结果一致。

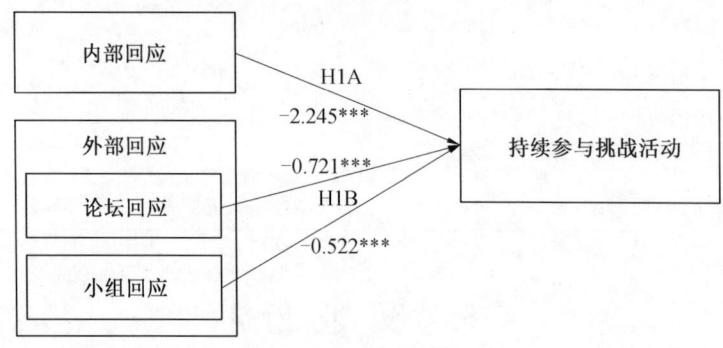

图 4.2　社区回应影响的估计结果

虽然通用论坛回应和小组论坛回应对持续挑战参与具有积极影响,但他们的影响小于挑战赛论坛回应。挑战赛论坛显著的促进作用也表明了在挑战模块中为挑战者间提供交流场所的必要性。此外,体重改变对在线挑战的持续参与表现出显著的负向影响。对于挑战赛的异质性,挑战赛本身的时长能够在用户持续挑战参与过程中起到积极作用,而挑战赛规模的影响较小。根据之前研究的解释,用户规模对在线活动作用比较复杂,可能同时存在正面和负面两种影响。用户更喜欢持续参加受欢迎的、长期的挑战赛论坛。不同截止时间下的估计结果基本一致,意味着本章的结果稳健。

4.5.2　社会支持影响的估计

根据 Wang Y 等的研究,不同类型的社会支持(如信息支持和情感支持)对用户在在线减重社区中的持续参与具有不同影响。因此,为考察在线减重社区中何种来源、何种内容类型的社会支持对用户持续参与行为具有什么样的影响,本章研究进一步将回应按内容分为信息支持、情感支持和伴随支持,具体过程如下。

从在线减重社区中的论坛数据中随机抽取 1 000 条,由两名在读博士生按表 4.4 的说明分别浏览这 1 000 条数据并人工标注类别,对比两人的标注结果,对标注一致的结果进行采纳,不一致的由两人进一步讨论确定最终标注结果。为确保人工标注的准确性,对每条评论标注具体的内容类型,并对判断依据的关键词、句进行标注。采用 lingpipe 的情感分析模块对不同类型的论坛的回应按内容分为信息支持、情感支持和伴随支持三类。社会支持分类结果见表 4.5。

表 4.4　标注的分类依据

社会支持类别	标注依据
信息支持	Advice 给他人提供建议 Referral 给他人推荐 Teaching 教授他人 Information broadcasting 信息广播 Personal experience 分享自己个人经验给他人
情感支持	Understanding/empathy 理解/同情（对不幸的事情） Encouragement 鼓励 Affirmation/validation 肯定/确认有效 Sympathy 同情,有同感 Caring/concern 关心/关切
伴随支持	Chatting 闲聊 Humor/teasing 幽默/调侃 Groupness 团体感 Seek buddy/friends 寻找好友 self introduction 自我介绍

表 4.5　社会支持分类结果

	信息支持	情感支持	伴随支持
召回率	0.637	0.488	0.848
准确率	0.741	0.565	0.579
F	0.685	0.524	0.688

表 4.6 展示了不同来源、不同类型社会支持所对应的帖子数量。通常情况下,信息支持在在线减重社区交流中数量最多。然而,在本章研究中,对应每种类型社会支持的帖子数量见表 4.6,小组模块和论坛模块回应下,相比较而言,信息支持的数量是最多的。而在挑战赛模块的回应中,情感支持却是最多的。

表 4.6　对应每种类型社会支持的帖子数量

社会支持类型	帖子数量
Challenge Info	8 698
Challenge Emo	11 837
Challenge Comp	1 825
Forum Info	20 971
Forum Emo	12 327
Forum Comp	2 660
Group Info	14 897
Group Emo	13 919
Group Comp	1 928

基于获得的社会支持分类结果数据,将原有挑战赛论坛回应、通用论坛回应、小组论坛回应变量换成具体的社会支持,重复上面的生存分析模型,基于社会支持的生存分析结果见表 4.7。

表 4.7　基于社会支持的生存分析结果

变量	估计系数（4 周）	风险率（4 周）	估计系数（12 周）	风险率（12 周）	估计系数（20 周）	风险率（20 周）
挑战赛论坛信息支持	−1.690***	0.185	−1.663***	0.190	−1.616***	0.199
挑战赛论坛情感支持	−2.508***	0.081	−2.531***	0.080	−2.577***	0.076
挑战赛论坛伴随支持	−2.185*	0.113	−2.073*	0.126	−2.036*	0.131
通用论坛信息支持	−0.551***	0.576	−0.535***	0.586	−0.535***	0.586
通用论坛情感支持	−0.521**	0.594	−0.523**	0.593	−0.523**	0.593
通用论坛伴随支持	−0.474	0.623	−0.455	0.635	−0.492	0.612

续表4.7

变量	估计系数（4周）	风险率（4周）	估计系数（12周）	风险率（12周）	估计系数（20周）	风险率（20周）
小组论坛信息支持	−0.495***	0.610	−0.536***	0.585	−0.528***	0.590
小组论坛情感支持	−0.385**	0.681	−0.359**	0.698	−0.332**	0.717
小组论坛伴随支持	0.243	0.784	0.207	0.812	0.191	0.826
体重改变	−23.560***	0.000	−23.540***	0.000	−23.920***	0.000
挑战赛规模	−0.019*	0.981	−0.041***	0.960	−0.048***	0.953
挑战赛时长	−1.694***	0.184	−1.755***	0.173	−1.761***	0.172

注：显著性水平 *$p<0.05$，**$p<0.01$，***$p<0.001$。

表4.7中，社区交流中的社会支持对用户持续挑战行为的促进作用主要来自于挑战赛论坛。内部交流中的信息支持、情感支持和伴随支持均能推动用户长期参与挑战活动。其中，情感支持和伴随支持的作用要大于信息支持，即情感支持和伴随支持相比于信息支持更能够促进用户在在线减重社区中的持续参与，H2A得到验证。相比之下，在来自外部的社会支持中，来自小组论坛和通用论坛的伴随支持均不显著，即外部交流无法提供伴随影响。而信息支持和情感支持的对应系数却为负且显著，H2得到部分验证。其中，信息支持的作用相比情感支持的影响更大，假设H2B得到验证。这一结果表明，在外部交流中，人们更关注其所带来的信息支持。此外，来自内部的支持的作用大于来自外部的支持的作用。对比不同截止时间下的分析结果，分析结果是稳健的。

综上，不同来源、不同类型社会支持影响的估计结果如图4.3所示，该结果与提出的假设一致，来自内部和外部的交流均能够促进用户在在线减重社区中的持续挑战行为。其中，挑战赛论坛所起的作用最为明显。进一步的研究发现，内部的情感支持和陪伴的作用明显强于信息支持，而外部的交流则相反。对比不同截止时间下的分析结果显示，本章中对截止时间的选择对参数估计结果的方向和显著性没有明显影响。

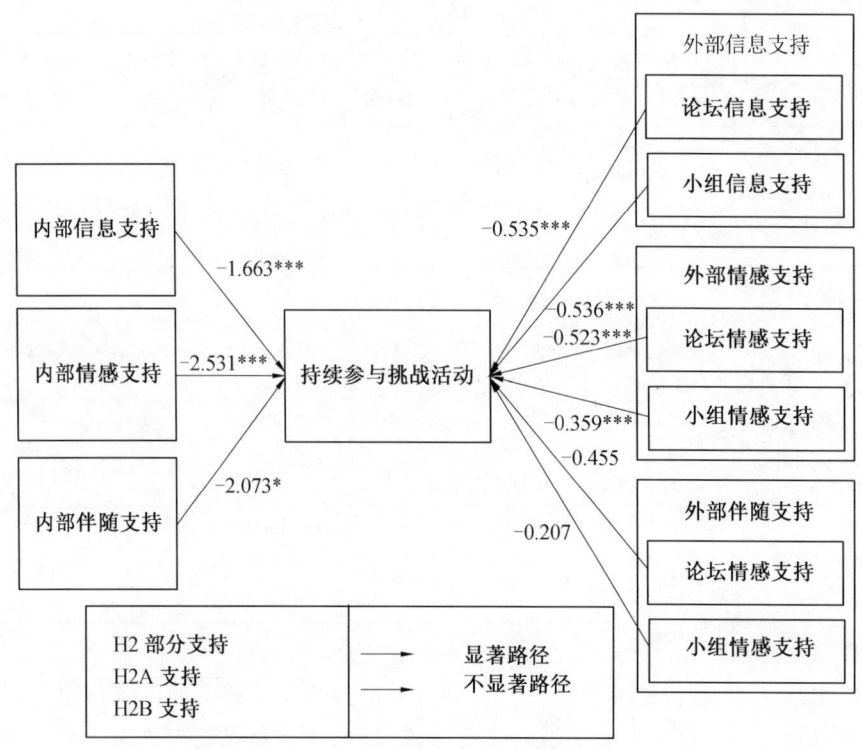

图 4.3　不同来源、不同类型社会支持影响的估计结果

4.6　研究总结

本章研究通过 Cox 比例风险模型对用户在何种条件下以及何时终止在线减重挑战行为进行生存分析检验。研究结果显示,内部支持和外部交流对在线减重挑战持续参与均具有积极影响。其中,内部支持主要强调情感和陪伴的作用,外部交流侧重于信息的作用。研究结果对充分发挥在线减重挑战的作用,促进病患用户的持续减重挑战行为具有重要意义。

用户的持续参与对在线健康社区的发展和服务质量具有重要影响。本章研究主要对在线健康社区中用户持续参与在线减重挑战行为的影响因素进行分析,研究了内外部交流对病患用户持续参与在线减重挑战活动的共同影响。通过生存分析,研究发现内部和外部交流均能够促进用户在在线健康社区中的持续在线减重挑战行为,内部和外部相关支持所起的作用有差异。其中,内部交流中主要强调情感支持和陪伴支持,相比于信息支持对持续在线减重挑战行为的积极影响更大,外部交流中信息支持的作用更为突出。社区交流反映了个体与外界之间的信息流动和相互支持。来自内外部的支持使用户获得持续在线减重挑战参与的动力,增强使用黏性。

本章研究的贡献主要表现在以下几个方面。

(1) 研究揭示了在线健康社区中持续参与在线减重挑战行为的影响机制,是对在线健康社区持续参与研究的重要补充。在线社区的持续参与研究往往将用户持续参与的原因归于社区交流及交流中获益,而本章研究进一步细化交流的来源和类型。综合考虑这两点可以帮助理解为什么在其中一类影响一定的情况下,仍有许多用户的持续在线减重挑战参与时间明显长于其他用户。

(2) 研究有助于理解在线减重社区中的游戏化设计。以往对在线健康社区中不同游戏化设计元素作用机理研究往往相互独立。而本研究发现不同类型社会交互对游戏化设计元素作用的发挥具有重要影响。未来更多研究应该建立在考虑游戏化设计元素的共同作用基础上,才能更好地实现游戏化设计的功能性目标。

(3) 与前人研究一致,研究发现了社会支持对在线健康社区持续参与的积极作用。本章研究结果显示,相比于其他论坛的社会支持,来自挑战赛论坛的社会支持更能够推动用户的长期参与在线减重挑战活动。挑战赛论坛中的信息支持、情感支持和伴随支持均具有显著的积极影响。其中,情感支持和伴随支持的作用要大于信息支持,表明用户在参与在线减重挑战过程中获得来自其他参与者的鼓励、关心等情感交流,对其持续参与具有重要意义。而来自外部的社会支持中,则信息支持的作用更为明显。

在实践上,本章的研究结果对促进病患用户的持续参与,充分发挥在线健康社区服务对患者健康改善的支持具有重要意义。在线健康社区管理人员可以基于用户在线行为识别出哪些用户更可能长期参与。同时,本章的研究发现在线健康社区可以利用各功能间的相互依赖关系,改善用户的参与水平。在在线减重挑战模块中建立在线减重挑战论坛具有十分重要的作用。在第 3 章中,研究发现在在线减重挑战模块中设立在线减重挑战论坛并不会增强在线减重挑战活动对健康改善的影响,但本章的研究发现在线减重挑战者获益于在线减重挑战论坛,在线减重挑战论坛可以为在线减重挑战者提供信息支持、情感支持和伴随支持,促进用户的长期参与。

尽管本章研究具有重要价值,但仍存在一定的局限性。由于研究缺乏对用户健康改善满意度的准确测量,因此对于体重的改变,个体之间的身体和对体重改变期望的异质性极强,很难比较。本章研究支持了社区交流对持续参与行为的重要作用,但没有区分用户交流的目的影响。接下来将结合自然语言处理技术对文本进行分类,进一步细化文本内容,更好地刻画社区交流与持续参与行为的直接关系。

第5章　在线减重社区用户行为偏好对健康表现的影响研究

　　学界对于在线减重社区对减重效果的研究尚未得到较统一的研究结论。一方面,在探索参与减重社区对用户减重效果的影响研究中,一些学者的研究结果中论证使用在线减重社区对体重改善效果具有显著性影响,而另一些学者的研究结果则显示在线减重社区并没有显著影响。一个重要因素可能是多数情况下忽略社区用户之间的特征差异,因个体间异质性导致表现差异。另一方面,减重活动是一项长期的过程管理,研究中不仅需要关注减重效果,还应该关注减重过程中不同用户群体的体重健康变化趋势。此外,在线减重社区中的游戏化设计元素往往并非适合所有用户和情景。现有研究发现健康领域用户对游戏化设计元素的使用偏好与其他领域存在明显差异。游戏中用户的行为特征差异明显,根据用户对挑战、社交、探索、征服的不同偏好,可以划分为不同类型用户群体。年龄、性别、使用时间等个体特征也都可能导致游戏化的影响差异。前人鲜有从减重活动的动态变化过程的角度进行观察。用户在不同减重时期呈现的体重变化特征往往不同,在没有很好地界定用户和根据减重过程呈现的不同变化特征来界定减重时期的条件下,将导致研究结论的差异。

　　本章的研究对象是参与在线减重社区的用户的体重健康状况及围绕社区活动和体重管理工具所产生的参与行为,研究客体是产生这些健康数据和行为数据的社区参与用户。研究问题以在线减重社区用户的体重健康变化趋势为切入点展开,在观察减重过程的动态变化上,本书借助函数型数据的视角考察用户持续参与减重过程中在不同时期所表现出的不同变化特征,并基于减重过程的变化特征进行用户聚类分析解决用户分群问题,旨在挖掘不同群体的减重效果差异,并结合社区用户行为数据揭示群体中用户的行为差异,构建用户在线减重社区参与行为偏好和健康表现之间的动态关系,考察用户减重改善过程中在不同时期所表现出的不同变化特征。

5.1　函数型数据分析

5.1.1　函数型数据

函数型数据的解释性定义中,函数型数据是指随某一连续集(或多个连续集)变化而产生的数据。因此,连续性和光滑性是函数型数据的基本特征。其中,连续集可以是时间、空间等不同集合。本书的研究仅考虑基于时间这一连续集产生的函数型数据展开。数学表示上,一般把连续的时间集 T 上的 p 维向量 $x(t)=(x_1(t),x_2(t),\cdots,x_p(t))'$ 看作函数型数据,$t \in T$,$x_i(t)$ 代表其在 T 连续集的第 i 维的一个观测量,此时 $x_i(t)$ 代表一条曲线。理论上函数型数据是根据连续集持续变化的,但是进行数据样本采集时,往往获得的是离散的观测量。只考虑当 $p=1$ 时,$x(t)$ 的观测值可以记作 $(y_1,y_2,\cdots,y_n)$,每个观测值和实际函数值的表达式为

$$y_j = x_j(t) + \varepsilon_j, \quad j=1,2,\cdots,n \tag{5.1}$$

式中,ε_j 代表观测误差。

函数型数据也采用类似于面板数据的格式方法进行表示。不同的是,面板数据不同样本个体之间的观测值往往来自相同的时期,而函数型数据的观测时一般会比较离散且可能会来自不同的观测时期。因此,函数型数据在处理方面也有着不同于面板数据的分析方法。

函数型数据根据研究领域及产生条件的不同,也会有不同的表现形式和类型。一般函数型数据大致可以归结为重复型数据、独立数据和成对数据。从数据观测量的记录角度看,往往随连续集变化而产生的函数型数据以单个数据且重复观测为特征的数据可以归为重复型数据。例如,对儿童身高变化进行的观测,所获得的生物学角度的纵向数据也是重复型数据的一种。但在有些研究领域数据的观测量可能不仅来自一种变量成分,这种数据可以归为独立数据,如观测股票成交量随时间连续集产生的数据分布,对国内非耐用品产量的观测等。从连续集影响函数型数据产生的角度,也会把多生成条件的变量称为成对数据,如随二维空间横纵相对位置变换而产生的书写轨迹的数据,国内石油库存量随产量和输出量变化而产生的数据等。不同的领域的具体研究问题需要处理的函数型数据形式往往也不尽相同。

常用的函数型数据的表示方法有 SVM 法和基函数法。本节重点介绍基函数法。基函数法的特点是既能保证对数据进行拟合的灵活性,又能充分保持函

数型数据的数据特征。接下来从矩阵运算的角度解释基函数法如何对函数型数据进行拟合。

最简单地,形如 $t', t^2, \cdots, t^k$ 的函数向量就是一组基函数,其中 k 代表的是这组基函数拥有的函数个数。广义地,任何 k 个独立函数 $\varphi_i (i=1,2,\cdots,k)$ 都可以作为一组基函数。理论上,当 k 足够大时,可以用这组基函数的线性组合拟合任何函数。此时,待拟合的函数 $x(t)$ 可以表示为

$$x(t) = \sum_{i=1}^{k} c_i \varphi_i(t) \tag{5.2}$$

也可以表示为向量的形式,即

$$x(t) = \boldsymbol{C}' \boldsymbol{\Phi}$$

式中,$\boldsymbol{C}'$ 代表基函数的系数向量;$\boldsymbol{\Phi}$ 代表基函数向量。利用基函数拟合函数型数据的过程就是确定基函数和与基函数对应的系数向量的过程。实际使用中不仅要选取基函数形式,还需要确定选取的基函数的个数 k。往往合适的基函数形式一是能很好反应含属性数据的特征,二是能尽量以最小的基函数个数拟合函数型数据,同时会减少大量的矩阵运算。接下来介绍几种常用的基函数。

1. 傅里叶基(Fourier basis)

傅里叶变换往往针对具有周期性特点的函数型数据使用,通过三角函数或三角函数的线性组合来表示函数,有

$$\begin{aligned} x(t) = & c_0 + c_1 \sin \omega t + c_2 \cos \omega t + c_3 \sin 2\omega t + \\ & c_4 \cos 2\omega t + \cdots + c_{2k-1} \sin k\omega t + \\ & c_{2k} \cos k\omega t \end{aligned} \tag{5.3}$$

式(5.3)所表示的函数具有 $\dfrac{2\pi}{\omega}$ 的周期特点。由于具有很好的周期性和旋转性,因此傅里叶基也经常被应用在图像识别、信号处理等领域。但傅里叶基也有局限性,当样本数据低阶导数不连续时,傅里叶基并不适用。

2. 多项式基(Polygonal basis)

通过多项式基来拟合函数往往是用过构造以 ω 为中心的不同幂多项式的线性组合来实现的。通过多项式基表示的函数在数学表达形式上可以描述为

$$\begin{aligned} x(t) = & c_0 + c_1(t-\omega) + c_2(t-\omega)^2 + \\ & c_3(t-\omega)^3 + \cdots + c_n(t-\omega)^n \end{aligned} \tag{5.4}$$

这组基函数的个数为 $n+1$。理论上在多项式基函数个数足够多的情况下,可以更准确地把函数的特征刻画出来。但同时也存在高阶求导会出现局部振荡的情况,不利于对数据的变化情况做相应分析。另外,多项式基也有一定的局限性,

往往对中心数据拟合情况较理想,但对远离中心的数据拟合情况则一般。

3. B样条基(B—spline basis)

B样条基指的是在固定区间$[a,b]$上,基函数$B_{i,k}(t)$在任意子区间内都为n阶多项式,且在整个区间上$n-1$阶连续可导,这样的基函数既能克服傅里叶基和多项式基的局限,又能很好地拟合函数数据的特征。B样条基函数具有如下的良好性质。

(1) B样条基函数的线性组合仍然是B样条基函数。

(2) 一组B样条基中的任意基函数都可以由其他的基函数表示,即

$$B_{i,0}(t)=\begin{cases}1, & t_i<t<t_{i+1}\\ 0, & t_i\geqslant t \text{ 或 } t\leqslant t_{i+1}\end{cases} \tag{5.5}$$

$$B_{i,k}(t)=\frac{t-t_i}{t_{i+k}-t_i}B_{i,k+1}(t)+$$

$$\frac{t_{i+k+1}-t}{t_{i+k+1}-t_{i+1}}B_{i+1,k-1}(t) \tag{5.6}$$

上式又称样条函数的递推关系式。$B_{i,k}(t)$代表第i个阶数为k的B样条基函数,当$t_i,t_{i+1},\cdots,t_{i+k+1}$的对应节点确定时,即可确定$B_{i,k}(t)$。

常用的函数型数据的统计量有均值、方差、协方差等。对于本书研究对象的函数型数据,其变量连续集为单变量,函数样本空间可以用$x_i(i=1,2,\cdots,n)$来描述,每个样本代表一条函数曲线。

样本的均值可以表示为

$$\overline{x}(t)=\frac{1}{n}\sum_{i=1}^{n}x_i(t) \tag{5.7}$$

样本方差表示为

$$S(t)=\frac{1}{(n-1)}\sum_{i=1}^{n}[x_i(t)-\overline{x}(t)]^2 \tag{5.8}$$

样本协方差表示为

$$\text{cov}(s,t)=\frac{1}{(n-1)}\sum_{i=1}^{n}[x_i(s)-\overline{x}(s)][x_i(t)-\overline{x}(t)] \tag{5.9}$$

5.1.2 函数型数据分析方法研究现状

函数型数据分析方法最早提出是在19世纪70年代,加拿大统计学家Ramsay结合统计学思想、拓扑学及泛函分析理论开创性地引入了函数型数据的概念,并针对函数型数据提出了相应的基本数据分析方法。Ramsay曾指出,

函数型数据处理方法分析的数据可以被当作无限维度的、动态的连续集合对待，而不是传统数据分析中单纯考虑离散的静态观测集合。无论是数据维度还是样本量级的角度，函数型数据分析都具有更多优势和适用潜力。目前函数型数据分析方法在应用发展方面逐渐步入迅猛增长阶段，一方面得益于理论学者的广泛探索对数据分析理论的丰富，另一方面也源于研究型学者对于使用该方法分析具体问题的大胆尝试与勇敢探索。

函数型数据分析在学界大致分为三种学派：英美派、法国派和随机派。三种学派都基于该方法的基本理论和思想，致力于将传统分析方法延伸并扩展至函数型数据分析当中来。英美派主要基于各种函数平滑算法研究各类函数模型问题，如基于函数类型协变量线性模型和延伸广义线性模型至函数型数据等都是传统分析理论的推广成果；法国派则偏向于运用泛函分析相关技术更多地侧重在函数型数据分析相关数理方法的研究，同时也为函数型主成分分析奠定了理论基础；随机派也有一些解决现实问题行之有效的新颖方法。就国内外发展趋势总结而言，函数型数据分析的不同学派也在逐渐交融，相互促进，不断丰富着揭示问题的不同研究角度和手段。本书主要使用英美学派为代表的函数型数据分析技术。

统计学的发展促进了解决分析问题方法模型的发展，与此同时，人们对于分析数据的需求也逐渐提升。截面数据、时间序列数据这种或横向或纵向的单层次性不能满足学者多样化的研究，进而诞生了面板数据和相关分析方法，如混合模型、固定和随机效应模型以及 Hausman 检验等。传统数据类型在模型设定假定中，一般都约定模型参数恒定，即对待大多数问题都采用线性模型分析。但实际问题中无法保证参数一定不呈现某种规律动态变化。传统分析方法在这种情况下很难较好地估计变量之间内在的变化特性，产生了一定的局限性。综合数据特性要求和模型设定差异，函数型数据分析较好地摆脱了模型设定的依赖。相较于方法而言，函数型数据分析既具备对连续性的数据进行处理的能力，又能兼容离散型数据的分析需求，在数据维度和数据信息富集程度上给出了应用于数据分析的一种更可靠的选择。

函数型数据分析方法发展至今，已经被越来越多的学者使用。方法的适用性和理论基础决定了其适用性，但该方法应用和涉及的研究领域却不尽相同，其在电子商务市场、股票估值、运动合成、医疗大数据健康等领域均有很好的应用。

(1) 电子商务领域研究应用。

有学者在研究消费者网络团购行为的研究中探索性地利用函数型数据分析

方法，从团购种类和团购地域两个层面对团购市场的网络结构与发展状况进行分析。研究针对抽样选取的36个城市地区三万多次团购数据进行函数化处理与分析，得到关于团购网站热门消费门类、集中化程度与潜在新兴发展地区等较为有趣的宏微观统计结论，对市场拓展和营销活动的进一步开展提供理论借鉴和行动指南。Ravi Bapna等在关于在线拍卖价格形成及其动态性的研究中将函数型数据分析与计量模型相结合，研究了竞拍价格随时间变化的关系，并深入刻画了不同拍卖设定的选择对价格形成机制的影响，探究不同条件下价格对时间的一阶特性和二阶特性，并分析特征机制对拍卖价格形成走势的影响。研究针对eBay网站一天当中欧洲地区及美国三种货币单位度量的、正在进行的1 009次拍卖信息进行展开，方法使用上涉及了函数型数据平滑、参数变量选取、函数型模型构建等关键步骤。研究突破了传统计量模型参数线性的假定，函数型数据分析方法很好地解决了参数动态变化的问题，为研究变量相关分析中内在因素变化的影响机制提供了新思路。

电子商务的迅猛发展为传统实体经济注入新活力，在改善消费者行为习惯的同时，也促进了经济交易信息在线化、数字化、透明化的进程，进而也为在线电子商务市场的研究提供了越来越丰富的数据资源。相比于传统宏观经济分析模型，明显不同的是这方面研究更多地倾向基于消费者的消费数据进行微观和宏观层面兼具的问题探索。理论探索结合实证分析正逐渐为电子商务领域相关研究打开新思路。

（2）运动合成与辅助医疗领域研究应用。

随着计算机逐渐被广泛应用在各个领域，探索新的算法与解决问题的模型成为学界及行业的热点研究问题。层出不穷的计算机研究成果中也不乏使用函数型数据分析法作为数据处理与数据分析手段的案例，如人体运动合成建模、计算机辅助医疗诊断技术等。有研究在人体运动合成的实验中提出使用一种基于函数主成分分析的数据分析方法，解决运动合成问题中骨骼模型自由度极高、合成效率普遍很低的瓶颈。研究通过函数化主成分分析，构建出可以刻画运动规律典型特征的低维函数子空间，子空间内的特征函数可以揭示运动的变化规律，通过系数设定的方式将特征运动合成为新的运动。研究有着颇为广阔的应用前景，相关的动漫制作、游戏开发、影视特效及虚拟现实等领域也都在向技术主导和数据驱动的方向前进。函数型主成分分析也很好地揭示了运动的内在规律，为虚拟现实、动漫游戏行业提供了较为理想的解决方案。同时，函数型数据分析在图像识别与分析的方面具有较好的表现，应用在医疗影像识别方面具备先天优势。有研究在临床诊断的聚类分析中运用了函数型数据分析方法，结合患者超声影像报告样本对该方法进行了实证检验。最终这种函数型聚类分析方法给出的判断与专家诊断结果具有极高一致程度。研究在医疗诊断影响设备中具有广泛的普适性,有助于协助医疗人员改善现有手段下设备诊断的可靠性,提升医疗服务质量。

(3) 虚拟股票领域研究应用。

虚拟股票市场在经济走势研究、自然灾害预警、政选及票房预测等方面是一种应用十分广泛的研究手段,不仅适用于某一特殊二元事件结果的预测,还适合对随时间变化的连续值进行估计。惠普、英特尔等通信设备制造企业也将其运用在销售分析和供应商行为分析等,也有像微软、谷歌等公司用来做产品发布时机研究。研究虚拟股票市场往往与数据走势曲线打交道,一般预测问题也都仅限于利用短期最新数据估计研究变量接下来的走势,但往往忽略历史数据及数据曲线背后的随机因素对曲线特征的影响,这种随机因素来自客观事件,也来自投资者主观判断,函数型数据分析方法可以充分考虑曲线的历史数据及图像特性,作为数据分析工具,在预测误差方面表现出极好的性能。Natasha 等在利用好莱坞虚拟股票交易网站历史交易数据和电影实际票房数据进行票房预测建模的研究中,类似函数型数据分析,采用了一种函数曲线形状分析的方法对历史数据(262 部影片截至上映满一周的 52 周价格数据)形成的交易曲线以及曲线的一阶图像和二阶图像进行处理,提取并剔除相关性后,选取五种关键主成分作为变量并和实际票房数据进行建模。结果显示,利用该模型的票房预测结果的均值百分比误差(MAPE)大幅下降,准确度最高提升 50% 以上。文章基于有效市场假说理论,在有效投资市场中,投资产品的交易价格可以充分反映投资者可获得的信息,即交易曲线能充分反映决定价格走势的各种影响因素,以及这些因素给投资者决策带来的影响。现实的票房预测研究问题中,票房收入受到预算、演员和制作班底、影片类型、影片分级、影视公司、前期宣传和营销等诸多因素的影响。借助虚拟股票市场并结合函数型数据分析的方法大大降低了预测误差,并提高了数据信息的利用率,值得被广泛学习和借鉴。

5.1.3 函数型数据平滑与校准

函数型数据的平滑方法大致有两种思路:一种是构造局部加权的平滑方法;另一种是关于基函数形式下的平滑方法。本节重点介绍基于基函数表示的最小二乘法、加权最小二乘法及粗糙惩罚法,对利用核函数进行局部加权的数据平滑方法只做简单介绍。

1. 最小二乘平滑

上节中介绍了基函数线性组合的方式拟合函数型数据潜在的函数形态,函数 $x(t)$ 被表示成

$$x(t) = \boldsymbol{C'\Phi}$$

式中,$\boldsymbol{C'}$ 是系数向量;$\boldsymbol{\Phi}$ 是一组已知选取的基函数。常用的基函数介绍可参考上节。当基函数的形式 $\boldsymbol{\Phi}$ 和 k 都确定后,通过估计系数向量 $\boldsymbol{C'}$ 就可以唯一确定函数 $x(t)$。对于 $x(t)$ 的一个样本,有一组实际的观测值 $\boldsymbol{Y}=(y_1,y_2,\cdots,y_n)'$,最小二乘法的原理是使观测值与实际值间的残差平方和最小,进而估计系数向量,即满足

$$\text{SMSSE} = \sum_{j=1}^{n} [y_j - c_i \varphi_i(t_j)]^2 \tag{5.10}$$

$$\varepsilon_j = y_j - c_i \varphi_i(t_j), \quad \varepsilon_j \sim N(0, \delta^2) \tag{5.11}$$

其中,在固定观测节点的基函数可以由矩阵表示成

$$\boldsymbol{\Phi} = \begin{bmatrix} \varphi_1(t_1) & \varphi_2(t_1) & \cdots & \varphi_k(t_1) \\ \vdots & \vdots & & \vdots \\ \varphi_1(t_n) & \varphi_2(t_n) & \cdots & \varphi_k(t_n) \end{bmatrix} \tag{5.12}$$

因此,SMSSE 可以用矩阵表示为 $\text{SMSSE}=(\boldsymbol{Y}-\boldsymbol{\Phi C})'(\boldsymbol{Y}-\boldsymbol{\Phi C})$。对其求导即可得到 $\boldsymbol{C}$ 的估计量 $\boldsymbol{C'}=(\boldsymbol{\Phi'\Phi})^{-1}\boldsymbol{\Phi'Y}$。

2. 加权最小二乘平滑

使用最小二乘平滑的前提是认定样本数据与实际值之间的残差服从正态分布,但在样本数据不稳定或存在自相关性的情况下,可以考虑对残差项施加权重系数,SMSSE 可以被改写为 $\text{SMSSE}=(\boldsymbol{Y}-\boldsymbol{\Phi C})'\boldsymbol{W}(\boldsymbol{Y}-\boldsymbol{\Phi C})$,此时的系数估计量为 $\boldsymbol{C'}=(\boldsymbol{\Phi'W\Phi})^{-1}\boldsymbol{\Phi'WY}$。由于残差和权重之间成反比关系,因此对于残差较小、拟合较好的点,权重值会相对较大一些。借助这样的性质,一般用 $\dfrac{1}{Z}$ 来确定权重系数。其中,$\boldsymbol{Z}$ 代表样本的方差系数矩阵。

3. 粗糙惩罚平滑

采用最小二乘法或加权最小二乘平滑法的目的是希望函数能够很好地与样本的观测值进行拟合。但有些样本数据由于本身的特征,因此往往在实际的平滑过程中拟合得越理想,函数越会出现局部波动的情况,反而会影响曲线的平滑度。因此,粗糙惩罚法在最小二乘法或加权最小二乘法的基础上引入判罚系数 λ 来寻求拟合度与平滑度之间的平衡。含有判罚项的残差平方和表示为

$$\text{PENSSR}\lambda = \sum_{j=1}^{n} [y_j - c_i \varphi_i(t_j)]^2 + \lambda \text{PEN}_2(x) \tag{5.13}$$

常用的判罚项的形式有函数 x_R 自身、函数 x_R 的二阶导数及函数 x_R 的线性微分因子等,即

$$\begin{align}
\mathrm{PEN}_0(x_R) &= \int_T x_R(s)^2 \mathrm{d}s \\
&= \int_T \Big[\sum_i^k c_i \varphi_i(s)\Big]^2 \mathrm{d}s \tag{5.14}
\end{align}$$

$$\begin{align}
\mathrm{PEN}_2(x_R) &= \int_T (D^2 x_R)^2 \mathrm{d}s \\
&= \int_T \Big[\sum_i^k c_i D^2 \varphi_i(s)\Big]^2 \mathrm{d}s \tag{5.15}
\end{align}$$

$$\begin{align}
\mathrm{PEN}_L(x_R) &= \int_T (L x_R)^2 \mathrm{d}s \\
&= \int_T \Big[\sum_i^k c_i L \varphi_i(s)\Big]^2 \mathrm{d}s \tag{5.16}
\end{align}$$

4. 核函数平滑

利用核(kernel)函数进行平滑的方法中,通常通过构造核函数作为局部平滑的权重估计量进行函数的拟合。可以简单理解为对特定节点 t 附近的样本进行的线性估计,函数的估计量表示为

$$x(t) = \sum_j^n S_j(t) y_j \tag{5.17}$$

式中,$S_j(t)$ 是权函数,可以利用 Nadaraya-Watson 作为权重估计量来确定权函数 $S_j(t)$,有

$$S_j(t) = \frac{\mathrm{Kern}\left(\dfrac{t_j - t}{h}\right)}{\sum_r \mathrm{Kern}\left(\dfrac{t_j - t}{h}\right)} \tag{5.18}$$

具体应用中可以根据实际情况选择不同的核函数进行处理。除上述介绍的核函数外,高斯核函数、一致核函数和二次核函数也是经常应用的核函数。

针对函数型数据进行平滑后所获得的函数曲线在某些情况下并不能直接用于分析。传统的回归分析往往基于回归模型的假设,更多地考虑函数在该模型下的具体函数值等情况。函数型数据分析不仅没有模型的假设,而且通过刻画研究对象的实际变化形态进行分析,会更多地关注函数的走势变化过程。在分析不同样本时可能需要考虑函数间的相位差和振幅情况。例如,当研究儿童身高增长曲线时,曲线往往呈现相同的走势特征,但是孩子的生长期不尽相同,有的孩子发育较早而有的孩子发育较晚,对于这类曲线,则要求先经过平移处理以方便后续的分析,这个过程称为曲线校准(图5.1)。

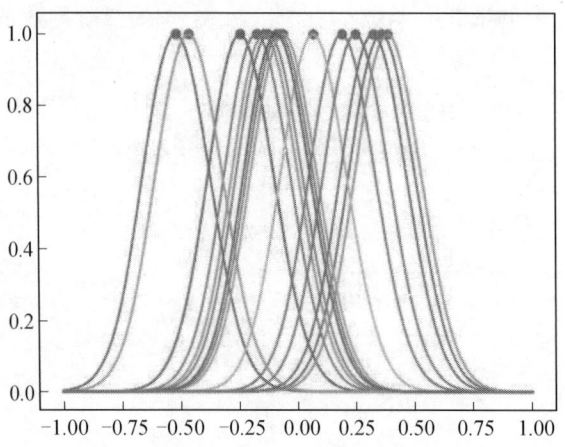

图 5.1　曲线校准示意图

曲线校准的原理主要是通过将平滑后的样本函数平移，以得到新的函数。假设样本函数为 $x_i(t)(i=1,2,\cdots,n)$，函数的有效区间为 $[t_1,t_2]$。定义平移参数 δ_i，平移后的函数 $x_i^*(t)=x_i(t+\delta_i)$。此时，估计平移参数 δ_i 就能唯一确定平移后的函数 $x_i^*(t)$。通过最小化平移函数与原始样本函数间的垂直距离平方和，即可获得平移参数的估计量。假设 $\mu(t)$ 是区间 $[t_1,t_2]$ 上全部样本函数的均值，则最小化函数平移前后距离差平方和可以表示为

$$\text{REGSSE}=\sum_{i=1}^{n}\int_{t_1}^{t_2}[x_i(t+\delta_i)-\mu(t)]^2\mathrm{d}s \tag{5.19}$$

在实际的操作过程中会迭代上面的过程，每次利用平移后的 $x_i^*(t)$ 得到新的且更优的 $\mu(t)$，几次迭代后的 $\mu(t)$ 也将趋于稳定。除上述方法外，常见的函数校准方法还有 Landmark registration、Elastic registration 等。

5.1.4　函数型数据聚类分析

函数型数据分析常用的分析方法包括函数型主成分分析、聚类分析和建模预测。本书根据研究对象和研究问题来选取研究方法，针对在线减重社区的用户分类问题选用函数型数据聚类分析方法，本节也将重点对该方法展开介绍。

聚类分析又称集群分析，是统计学分析中常用的分析手段和分析工具。在数据归约技术中，聚类分析属于无监督式学习技术，旨在揭示数据集中包含的数据子集之间存在哪些不同的性质。聚类分析所定义目标中要求属于各个数据子集之间，相同类中的样本观测相比于其他类的样本观测要有更高的相似性。由于这并不是一个精确的定义，因此也催生了各种各样的聚类方法。最常用的有

层次聚类(hierarchical agglomerative clustering)和划分聚类(partitioning clustering)。

1. 层次聚类

层次聚类算法有两种处理方式：一种是将数据自下而上地进行聚合，又称系统聚类；另一种是将数据自上而下地进行分解，又称树聚类。系统聚类的原理是将数据集 n 个样本中的每个样本都看作一类，通过计算两两样本之间的距离并合并距离相近的两个样本来达到类的数目缩减的效果。无论是系统聚类还是树聚类，测度聚类过程中的类间距都是重要的环节。测度两类之间距离的常用方法见表5.1。

表 5.1 测度两类之间距离的常用方法

测度方法	两类之间距离的定义
单联动	一个类中的点与另一个类中的点的最小距离
全联动	一个类中的点与另一个类中的点的最大距离
平均联动	一个类中的点与另一个类中的点的平均距离（又称UPGMA,非加权对组平均）
质心	两类中质心(变量均值向量)间的距离，单个观测值的质心即变量本身的值
Ward法	两类之间所有变量的方差分析的平方和

2. 划分聚类(partitioning clustering)

划分聚类算法的核心思想是在既定的分类数量的情况下，循环地将样本从某一类划分到另一类，通过距离的计算与过程的迭代求解各类距离平方和最小化问题，来最终确定各个类 x 具体包含哪些样本。常用的划分聚类方法有K均值聚类(K-means)和基于中心点聚类(PAM)。

K均值聚类方法中度量样本数据点的距离一般采用欧几里得距离 $d_{ij}=\sqrt{\sum_{p=1}^{p}(x_{ip}-x_{jp})^2}$。其中，$i,j$ 代表两个样本的观测值；p 代表变量个数，本书研究对象是基于时间的观测，因此 $p=1$。K均值聚类的一般过程如下。

(1) 确定分类个数 k，并选择 k 个数据样本作为中心点将数据划分为 k 个子集 $C=\{c_1,c_2,\cdots,c_k\}$。

(2) 定义每类的数据中心为 v_i，并计算每类中各点到中心点的欧几里得距离 $J(c_i)=\sum_{x_j \in c_i}\|x_j-v_i\|^2$，依据距离将数据样本重新划分到最近的类中。

(3) 每次划分之后需要重新计算各类的距离平方和，即求解

$$J(C) = \sum_{i=1}^{k} j(c_i) = \sum_{i=1}^{k} \sum_{x_i \in c_i} \|x_i - v_i\|^2 \quad (5.20)$$

(4) 迭代步骤(3)和(4)，直至 $J(C)$ 和距离中心稳定，K 均值迭代算法计算结束。

K 均值聚类也有一定的局限：聚类效果往往受到奇异数据烦扰较大。对此，也有学者对方法进行了改进，提出了模糊C均值(Fuzzy C—means)算法。为适应海量数据的处理需要，算法研究中也衍生了 K — medoids 聚类算法、CLARANS 聚类算法等。

函数型数据的聚类方法研究大多沿袭了传统聚类思想，直接或间接地应用传统聚类方法在函数型数据的研究中，如 K 均值聚类、Gaussian Mixture Model 模型聚类、Expectation Maximization 算法聚类等。函数型数据在聚类分析的应用分析与传统聚类分析不同的是，传统聚类分析往往以距离为度量，更多的是考察数据样本之间数据值的差异。而函数型数据所具有的潜在特征趋势是其研究价值所在，因此函数型数据的聚类研究中不仅关注变量值的差异，更需要关注函数型数据的潜在变化特征。从这两个角度来考虑，函数型数据的聚类分析一方面希望距离更相近的两个样本归为一类，另一方面也希望变化趋势更相似的两个样本归为一类。

度量函数型数据距离相似性的指标有欧几里得距离、上确界距离、一致距离等。

$D = \int (x_i(t) - x_j(t))^2 dt$ 表示欧几里得距离。

$D = \sup\{|x_i(t) - x_j(t)|\}$ 表示上确界距离。

$D = \int |x_i(t) - x_j(t)| dt$ 表示一致距离。

如何度量函数型数据变化特征相似性是函数型数据分析的特点所在，往往通过函数型数据的斜率和曲率来描述数据的变化特征，因此函数型数据的特征分析可以从函数数据的导函数入手，同样通过距离度量考察导函数间的分类情况。基于这样的思想，也有分类研究从上述两个角度入手建立分步系统聚类方法。本书在基于函数实际距离的聚类基础上，进一步根据函数的导函数刻画的变化特征进行聚类，研究的实验部分采用这种方式进行探索。

5.2 在线减重社区用户行为偏好与健康表现动态关系研究

5.2.1 研究设计

本章的主要研究对象是参与减重活动用户的体重健康状况,因此研究所关注的数据主要是用户的体重数据和用户参与社区产生的社交数据,如日志数据、评论与点赞数据等。实验过程以函数型数据分析方法(functional data analysis,FDA)为基础,结合分步聚类法对用户群体进行分类改进,借助用户行为数据的挖掘对用户群体行为特征进行刻画。

如图5.2所示,研究首先针对获取的数据进行结构化处理,再根据研究目标选定符合本次研究要求的样本数据。经过数据清洗、数据规约和数据变换等预处理步骤,将数据处理成符合函数型数据分析要求的状态。函数型数据的分析过程首先需要通过平滑技术对曲线进行拟合,本书选用三种平滑技术进行处理并综合比较,包括基函数平滑以及局部线性回归(LLR)、K-近邻平均(KNN)两种加权平滑方法。随后利用模糊C均值(FCM)聚类算法对刻画的曲线进行聚类分析,结合用户的实际减重过程分析该实验的分类结果。为进一步提高分类结果的效果,研究设计了导函数聚类的第二阶段实验对分类结果进行改进,并验证分类改进的效果,结合基于行为偏好的用户分类情况探究用户参与行为与减重效果之间的动态关系。实验最后,通过函数型聚类方法和静态聚类两种方法,分别对用户在多个时间段的减重效果变化情况进行验证,证明函数型数据分析方法的优势,最终总结归纳形成本书的研究结论。

5.2.2 数据收集

本书研究选取的在线减重社区是垂直于体重健康服务的国外某大型减重网站。网站创建并注册于2007年,以帮助用户实现体重健康管理为目标,为用户提供卡路里计算器、体重日历、挑战竞赛及膳食食谱等一系列减重工具来帮助用户控制体重。用户也可以在自己的动态中发表图文形式的日志,通过关注、点赞和评论等行为满足自己的社交需要。同时,网站中的用户可以形成以话题为分类的虚拟社群,人们彼此以论坛发帖的形式参与社交活动。注册该网站的用户在使用前需要上传必要的个人信息。每名用户必须设定自己的初始体重和目标体重。用户以此为基础建立自己的膳食和运动计划,网站提供用户热量摄入与

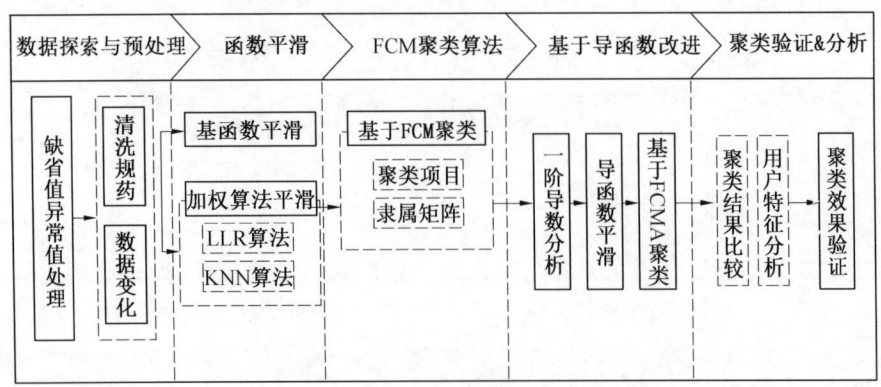

图 5.2 在线减重社区应用 FDA 用户分类研究设计

消耗的数据量表,帮助用户记录每天的热量摄入和消耗以实现自我监督。另外,用户可以选择上传个人的体重数据,持续跟踪体重健康状况并展示自己的减重成果。

实验数据均来自该国外在线减重网站的用户历史数据,根据实验目标和数据要求,通过搭建 Scripy 爬虫系统和 MySQL 数据库实现数据的采集和存储功能。爬虫框架包含调度器模块、下载器模块、爬取解析模块、数据管道模块及中间件子模块(图 5.3)。整个运作过程由引擎将调度器分发链接,将其封装成请求传递给下载器,下载器将网页资源封装成应答交由引擎分传递解析模块进行提取,解析出的内容一部分交由数据管道进行存储,一部分作为新的请求链接回传给引擎,等待进一步调度。

数据采集阶段完成后,出于研究目的的考虑,用户开始活跃的时间起点虽然不影响用户最终的减重趋势,但影响采用函数型方法分析时对象分析范围的一致性。最终选取了在注册之后的一个月内对体重变化进行了记录的 1 027 名用户作为样本。样本包含用户的基本信息数据、用户自注册日期至数据收集日期的全部称重数据及全部日志数据,见表 5.2。样本中用户最早活动时间始于 2007 年 1 月 12 日,最晚记录于 2019 年 9 月 12 日。本书的实验动机是研究用户体重健康的动态变化过程,并基于此过程的特性进行聚类。实验初步选取用户称重记录时间区间为一年,所使用的数据即自用户注册在线减重社区至加入该网站满一年的称重记录。

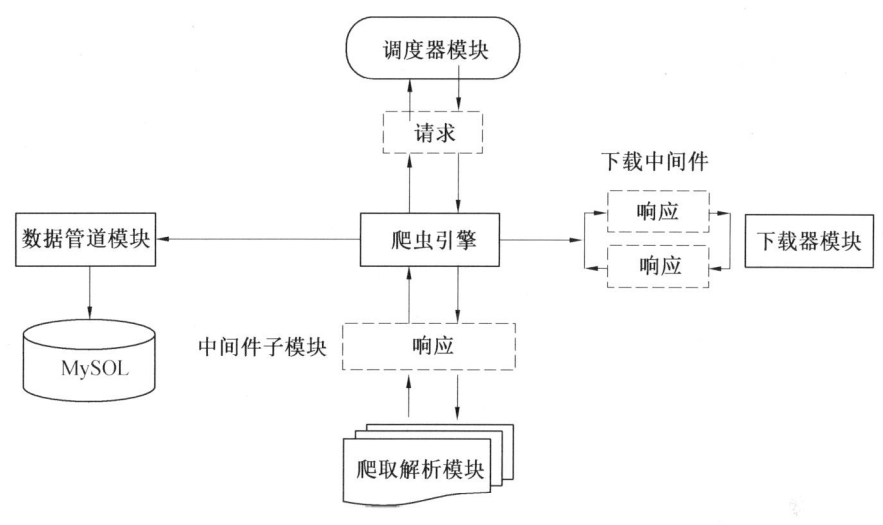

图 5.3　Scripy 爬虫框架示意图

表 5.2　减重社区用户数据字段

数据字段	字段含义
用户编号	标识用户唯一性的 ID
用户昵称	用户在平台中注册时使用的用户名称
用户注册日期	用户注册该网站的日期
用户日志数量	用户发表动态的累积数量
用户关注人数	表示用户对外关注的人数
用户粉丝人数	表示用户获得的关注人数
初始体重	用户加入社区时上传的体重数据
目标体重	用户使用该社区希望达成的体重目标
体重记录	用户使用过程中的称重记录
称重日期	称重记录对应的日期
日志编号	标识日志唯一性的 ID
日志日期	日志发表的日期
日志文本	日志的文字内容
评论人数	该日志获得的评论数量
点赞人数	该日志获得的点赞数量

(1) 缺省值处理。

本书实验研究主要针对筛选提取出的 1 027 名用户体重样本展开,针对这些样本用户选取了他们持续参与过程中所记录的一整年的称重记录作为数据集,用一年表示用户的一个减重周期。这部分用户最早的称重记录始于 2007 年 1 月 12 日,最晚的称重数据记录于 2019 年 9 月 12 日。由于用户的称重行为具有离散性和不确定性,因此获取的数据并非均匀分布在减重周期之内,一个周期内称重最少的用户有 9 次记录,最多的有 297 次记录,在分析前需要对缺省值进行处理。本实验采用的缺省值处理方式是向后填充,即在体重不确定的日期用前一期的体重数据表示用户当前的体重情况,处理采用 Python 自带的 Pandas 数据分析库完成。

(2) 噪声识别。

针对提取出的 1 027 名用户的体重数据在采集过程中极有可能存在异常值情况,这些异常值对分析结果可能会带来不可预测的影响,需要在实验前识别和处理。处理过程采用数据分箱技术对 1 027 行、365 列的数据集进行分箱,借助 Pandas 工具集识别了体重数据不符合生理常规的三个样本用户。异常值极有可能是 Scripy 爬虫框架在解析数据过程造成的,最终实验选定的样本对象为 1 024 名用户。

本书的实验采用用户体重变化趋势作为聚类主要的观测目标,因此需要建立度量标准用于区别不同用户簇之间的差异。实验将累积减重量定义为一种聚类的度量指标,若用户在 t_i 时期的体重记录用 w_i 表示,则用户在 t_i 时期的累积减重量 Δ 即可表达为 $w_i - w_0$,w_0 表示用户的初始体重(单位为 kg)。由于不同用户的体重基数不同,而偏胖与偏瘦的人之间累积减重量天然地存在生理差异,因此为避免量纲带来的影响,实验过程最终使用的是累积减重量对初始体重的比值,并将数据归一处理至区间 $[0,1]$。

5.2.3 局部加权线性拟合算法与曲线平滑

用户的减重数据体现在数据观测上是离散状态的,但实际上用户实现减重目标是一个连续的过程,减重数据理论上是在时间连续集上的函数型数据。提取的用户体重数据在某时期的观测值与用户的真实情况往往存在偏误,因此本实验在数据分析前采用平滑法对数据进行处理。实验从插值平滑和局部加权平滑两个方向,共三种平滑方法对数据进行处理并从中选取平滑结果较为理想的算法进行后续研究。

用户减重效果折线图是使用预处理之后的原始数据直接绘制得到的示意图

(图 5.4)。极个别样本注册时填报的初始体重与首次称重记录差距较为明显,这部分用户统计后共计 7 人。经人工核查用户注册信息和浏览用户个人主页,实验鉴定这部分用户在注册信息填报时存在较为明显的虚报行为。鉴于本书主要针对的动态减重效果与趋势分类,且后续实验的分类改进对这部分用户有修正,作者在后续实验中选择继续保留这部分用户。通过图 5.4 观察发现,实际减重过程中,部分用户效果明显,但也存在效果不理想甚至体重不降反升的用户。为方便后续分析,实验接下来针对样本数据选取了 B 样条基平滑法(B-spline basis)、K 近邻(K-nearest neighbor,KNN)算法、局部加权线性回归(local linear regression,LLR)算法进行平滑,描绘出相应的拟合曲线并做出比较。

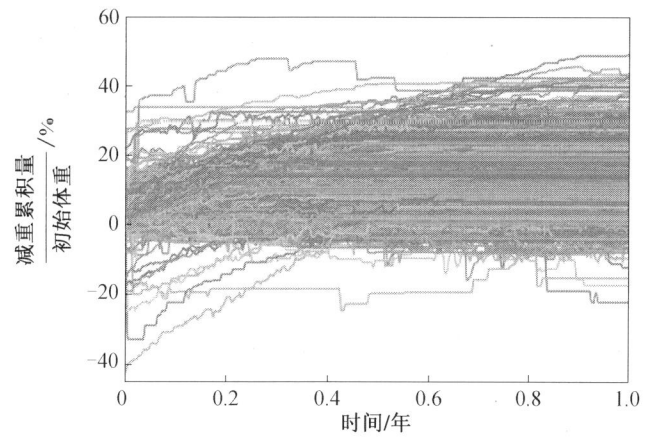

图 5.4 减重效果折线图

1. B 样条平滑处理

体重数据观测周期为一年,为避免机器学习计算特征向量时不同特征向量之间差异过大导致目标函数变"扁",同时也方便在使用梯度下降寻求最优解时加快算法的收敛速度、节省训练时间,样本的观测周期被统一缩放至区间 $[0,1]$。本书在第 3 章介绍函数型数据的基函数表示与平滑方法时曾提到,利用基函数表示函数型数据需要配合最小二乘法或粗糙惩罚法才能实现平滑目标。本实验选取 B 样条基函数对减重周期内的观测数据进行表示,使用粗糙惩罚法引入判罚系数 λ 对基展开项的参数向量进行估计。

B 样条基函数为区间 $[0,1]$ 连续可 $n-1$ 阶导的 n 阶多项式,且该组基函数之间能相互表示。此时,待拟合的函数 $x(t)$ 被表示成 $x(t)=C'B$,拟合过程即求解目标函数 PENSSRλ 最小时的参数向量,即

$$\text{PENSSR}\lambda = \sum_{j=1}^{n} [y_j - c_i b_i(t_j)]^2 + \lambda \text{PEN}_0(x) \qquad (5.21)$$

其中,判罚项设定为 B 样条基 b_i 自身。在实际样本训练的实验过程中,观察图 5.5 可以发现,拟合后的减重效果曲线出现了较大程度的局部波动。该情况主要是数据的原始观测太过离散且差异较大造成的,无法通过参数 λ 调节进行较好的修正,这也是样条基函数平滑方法针对不同的研究对象,在处理不同特征的样本数据时常出现的问题。

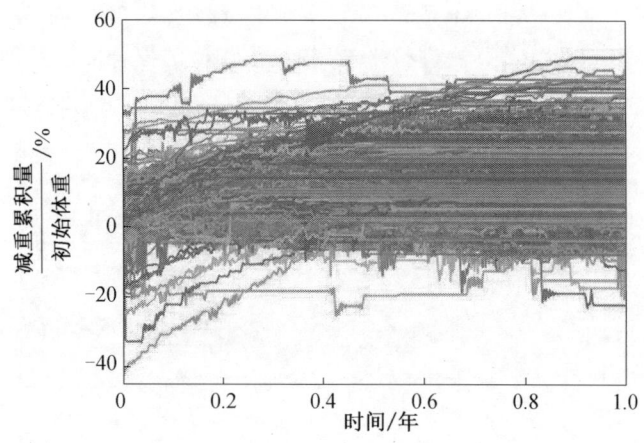

图 5.5　减重效果 B 样条插值平滑示意图

2. K 近邻算法平滑处理

考虑到基展开的平滑方式无法稳定和有效地描绘减重变化过程,实验采用算法对数据进行机器学习以实现函数平滑。K 近邻是一种较为简单的机器学习算法,常用于分类问题,但在平滑样本观测值的处理上也可以发挥作用。在拟合函数的过程中,K 近邻平滑本质是通过对观测值邻域施加算法影响,用结果代替原有邻域处的值进行平滑,这项技术也常常应用在图像处理中。本书实验的 K 近邻平滑主要通过机器学习 scikit 工具集实现。图 5.6 所示为减重效果 K 近邻算法平滑示意图,相较于原始数据的折线图,算法虽然对数据拟合情况较为理想,但平滑程度仍然无法达到反映样本一般特征的水平。

3. 局部加权线性回归算法平滑处理

实验希望更好地考察数据减重用户的普遍特征,因此在算法选取上做了多种尝试,最终选择了应用局部加权线性回归算法来探究曲线的平滑效果。局部加权线性算法和上述实验采用的两种方法都属于非参数模型,思考线性模型的拟合过程往往会发现在拟合 $x(t)=\beta_0+\beta_1 t$ 时,选取部分样本作为训练集实现参

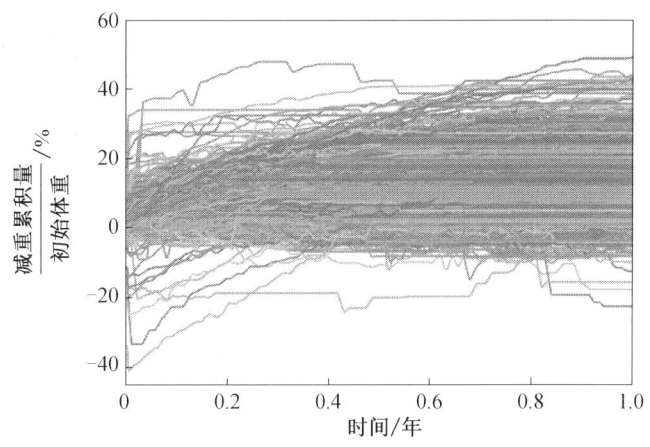

图 5.6 减重效果 K 近邻算法平滑示意图

数 β_0 和 β_1 的估计,就可以实现函数的拟合,因此又称参数学习算法。训练集之外的样本不会影响到曲线的拟合。但使用参数学习算法针对减重效果趋势这种函数型数据进行曲线刻画时很难实现理想的拟合效果,即使在假定的模型中引入更高阶的多项式,形如 $x(t)=\beta_0+\beta_1 t+\beta_2 t^2$,依然无法确定模型对于数据的刻画情况是否令人满意。而局部加权线性回归算法对函数型数据进行处理则是基于这样的思想基础,引入权重因子 ω 优化线性拟合过程。拟合过程即变成最小化 $J=\sum \omega_i(x-\boldsymbol{\beta}^{\mathrm{T}} t_i)^2$ 条件下参数向量 $\boldsymbol{\beta}$ 的求解过程。其中,权重因子形式为

$$\omega_i = \mathrm{e}^{-\frac{(t_i-t_j)^2}{2\tau^2}} \tag{5.22}$$

当样本的输入变量 $|t_i-t_j|$ 足够小时,权重因子 ω_i 更接近 1;当输入变量 $|t_i-t_j|$ 足够大时,权重因子越接近 0。可以理解为离 t 越近的样本,其权值越接近 1。即在 t 附近构成了线性回归,因此局部加权线性回归算法通过反复的机器学习最终得到参数向量 $\boldsymbol{\beta}$ 的一组估计,从而实现函数型数据的拟合。减重效果 LLR 算法平滑示意图如图 5.7 所示,该算法具有较好的平滑性。

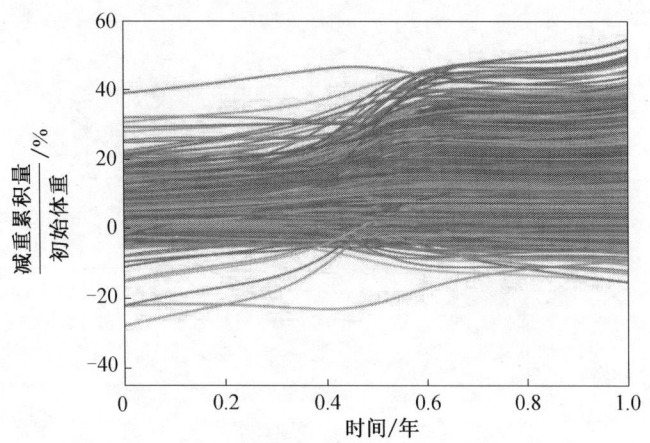

图 5.7 减重效果 LLR 算法平滑示意图

5.2.4 基于 FCM 算法的用户分类研究

1. 模糊 C 均值算法

针对减重人群在减重过程变化差异的探究内容，本书主要采用函数型数据聚类方法对现有的 1 024 个样本曲线进行分类研究。实验采用 FCM 聚类算法（fuzzy C—means）对预处理后的样本数据进行处理，通过算法迭代最终将用户的减重过程分类为三簇，并通过 LLR 算法刻画用户的减重趋势，可视化分类结果。实验使用的 FCM 聚类算法与普通 C 均值（HCM）聚类都属于划分聚类方式，但前者是一种柔性化的模糊划分。模糊集代表聚类生成的簇，对于模糊集来说集合中的每一个对象是存在划分至其他集合的可能的。算法通过引入隶属度函数，记作 $\mu_{c_k}(x_i(t))$，来表示减重个体的趋势样本可能被划分到某一簇的可能性 μ_{c_k} 的取值介于 $(0,1)$。模糊集 $c_k = \{(\mu_{c_k}(x_i(t)), x_i(t)) \mid x_i(t) \in C\}(k=1,\cdots,m; i=1,\cdots,n)$，表示聚类形成的簇。对于一个数据集来说，所有对象的隶属度之和总等于 1，即 $\sum_{c=1}^{m} \mu_{cx_i} = 1, (i=1,\cdots,n)$。减重曲线中每一个样本到第 m 个簇中心的距离表示为 $d_{cx_i}(c=1,\cdots,m)$，此时 FCM 算法的目标价值函数表达式为

$$J(U, c_i, \cdots, c_k) = \sum_{k=1}^{m} \sum_{i=1}^{n} \mu_{cx_i}^{\theta} d_{cx_i}^{2} \tag{5.23}$$

θ 是一个加权指数，属于区间 $[0, \infty)$。求解上式达到最小的必要条件得到

$$c_k = \frac{\sum_{i=1}^{n} \mu_{cx_i}^{\theta} x_i}{\sum_{k=1}^{m} \mu_{cx_i}^{\theta}} \tag{5.24}$$

和

$$\mu_{cx_i} = \frac{1}{\sum_{k=1}^{m} \left(\dfrac{d_{cx_i}}{d_{kx_i}}\right)^{\frac{2}{m-1}}} \tag{5.25}$$

迭代过程如下。

步骤一:用值在(0,1)间的随机数初始化隶属矩阵 $\boldsymbol{U}$,使其满足式隶属度和为1的约束条件。

步骤二:用式(5.24)计算 m 个聚类中心 $c_k(k=1,\cdots,m)$。

步骤三:根据式(5.23)计算目标价值函数,如果它小于某个确定的阈值,或它相对上次结果的改变量小于某个阈值,则算法停止。

步骤四:用式(5.25)计算新的矩阵 $\boldsymbol{U}$,返回步骤二。

模糊C均值聚类算法在聚类数目的选择上,可以通过评价指标 $L(c)$ 的计算来确定,即

$$L(c) = \frac{\dfrac{\sum_{i=1}^{c}\sum_{j}^{n} u_{ij}^{m} \parallel v_i - x^{-} \parallel^2}{c-1}}{\dfrac{\sum_{i=1}^{c}\sum_{j}^{n} u_{ij}^{m} \parallel x_j - v_i \parallel^2}{c-1}} \tag{5.26}$$

分子表示的是类间距离之和,分母表示的是类内间距之和,$L(c)$ 越大越好。实验最终将聚类结果确定为三簇。各簇用户群体间的减重效果差异见表5.3。

表5.3 各簇用户群体间的减重效果差异

簇	数量	占比	中位数	均值	标准差
C1	415	0.405	13.034	13.206	4.743
C2	239	0.233	24.914	25.878	7.159
C3	370	0.361	3.642	3.217	4.580

注:中位数、均值指标度量用户的最终减重效果;标准差度量曲线的标准差。

2. 实验结果分析

为方便对结果进行描述,聚类结果的可视化视图采用局部线性加权进行平

滑,得到如下展示结果。

图 5.8 和图 5.9 所示为簇 C1 用户在一年减重周期内的减重情况,平均累积减重量约为个人初始体重的 13.2%。簇 C1 用户的原始体重均重达 90.417 4 kg,中位数为 88.08 kg,该簇用户体重健康状况介于超重与肥胖之间。从减重过程来看,整体减重趋势较为平滑,大部分用户减重后期体重健康状况得到改善且保持较为稳定。

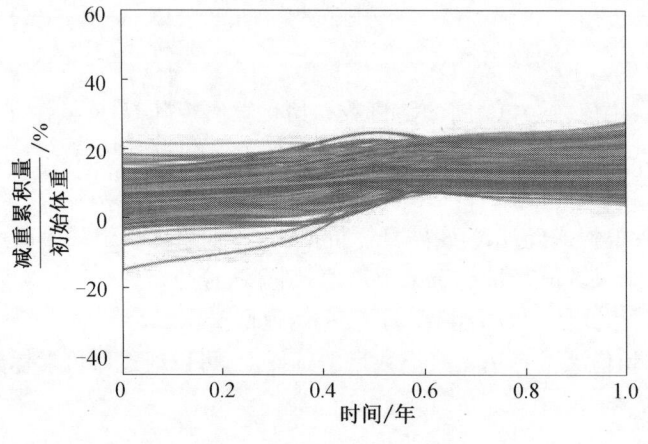

图 5.8　簇 C1 聚类结果

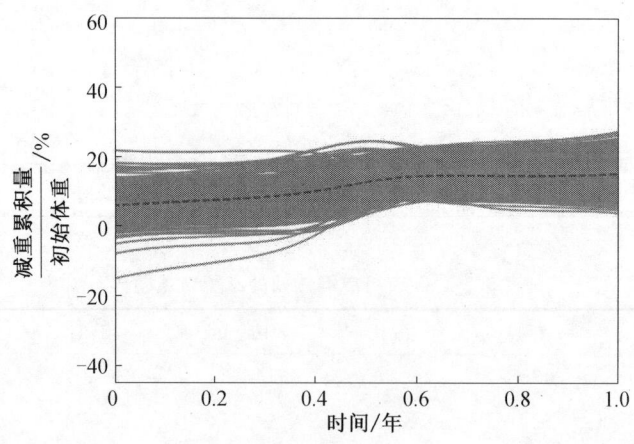

图 5.9　簇 C1 聚类中心

图 5.10 和图 5.11 所示为簇 C2 用户在一年减重周期内的减重情况,簇 C2 用户的原始体重均重达 104.306 kg,中位数为 101.2 kg。该簇用户主要为肥胖人群,其

减重前的体重健康亟待改善。其中,大部分用户经过一个减重周期后体重健康能得到明显改善,平均累积减重量相对初始体重可以达到25.9%。

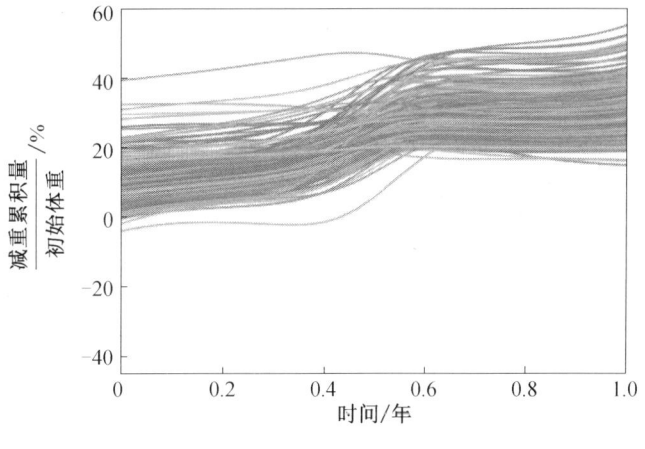

图 5.10 簇 C2 聚类结果

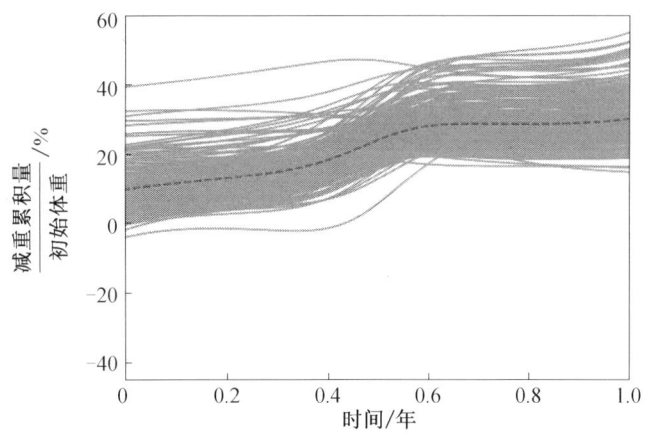

图 5.11 簇 C2 聚类中心

图 5.12 和图 5.13 所示为簇 C3 用户的减重情况,这类用户的初始体重约为 80.774 9 kg,中位数为 77.09 kg。相对初始体重而言,减重均值不足3.22%,整体减重效果不佳,但其中不乏有体重健康状况较好,以控制和保持体重为目标的用户。

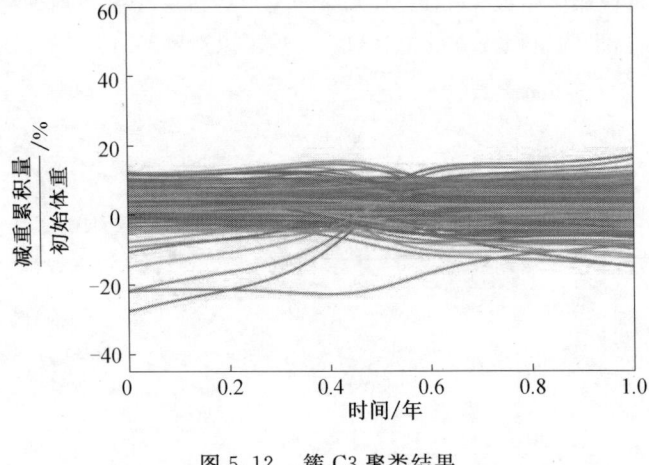

图 5.12 簇 C3 聚类结果

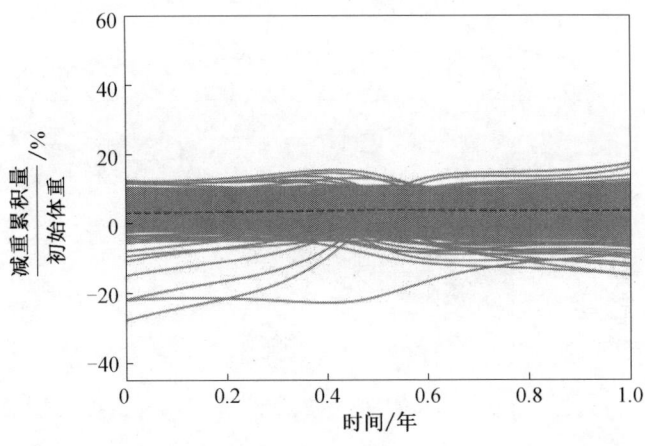

图 5.13 簇 C3 聚类中心

5.2.5 基于导函数的分类改进研究

5.2.4 节的实验中,对减重趋势分类研究的本质是依据样本用户减重曲线间的距离进行分类。尽管采用 FCM 模型引入隶属度的概念对样本实行软聚类,整个分类过程也有考虑用户在一年周期过程中曲线的变化趋势,但分类效果并非十分理想。如图 5.9 所示,部分样本曲线存在先升后降的情况,说明这部分减重用户的减重效果不稳定,局部时期出现减重反复的情况,其全年的减重效果并不一定较为理想。图 5.13 中描绘的部分样本减重过程呈现了负向变化趋势,最终体重存在增长的情况,这与准确描绘用户减重趋势差异的分类期望是有出入的。

在用户减重趋势分类的研究中,不仅需要关注样本曲线间实际的距离差距,还要关心用户实际体重变化过程是否具有相似特征,这对传统聚类方法来说是十分难做到的。函数型数据分析的天然优势就在于可以利用平滑曲线直接实现导函数的求解,导函数能够很好地刻画曲线在持续生成的过程中所表现出来的变化特征,反映函数型数据所具有的形态差异。另外,通过对减重用户的体重曲线进行导函数聚类,能够很好地消除样本曲线间数据绝对高低的影响。因此,在5.2.4节聚类结果的基础上,本节对现有聚类群体中用户的体重曲线进行导函数曲线聚类,探究二者聚类结果之间的差异。

1. 改进后聚类实验与分析

定义函数 $g_i(t)(i=1,\cdots,n)$ 是在区间 $[0,1]$ 上用户的体重变化过程,函数 $g_i(t)$ 在区间内可积,$g'_i(t)$ 是其在区间内的一阶导函数。对于导函数的聚类过程,同样采用FCM算法对数据集进行训练。度量两个样本数据 $g_i(t)$ 与 $g_j(t)$ 间导函数的距离,可以定义为

$$d(g_i,g_j)=\sqrt{\int_0^1(g'_i(t)-g'_j(t))^2} \tag{5.27}$$

实验过程分别针对现有的三簇用户进行数据处理,大致的操作过程如下。

步骤一:提取上节实验中聚类结果的用户实际称重记录,针对体重数据之际进行 LLR 平滑。

步骤二:利用上一步平滑结果进行曲线的导函数求解,生成导函数数据集。

步骤三:借助FCM算法进行聚类,此步骤细节可参考5.2.4节关于FCM算法的实现原理与过程。

步骤四:根据结果调整最终的分类结果。

本节实验采用的数据为用户的原始称重数据,体重数据平滑得到的是用户一年之中的体重变化,基于原始体重趋势的导函数分析则着重考察的是用户在全年周期当中的体重变化速率。FCM算法将原有三簇用户中每簇用户又分成了两部分,一共得到6簇结果。图5.14～5.19展示的是这6簇样本,共计1 024名用户,经平滑之后的体重变化速率趋势。

图5.14～5.19中,虚线描绘的是聚类中心曲线。观察图5.15和图5.16可以发现,簇1-2和簇2-1用户减重速率在变化趋势上表现出相似的特征。用户全年大部分时间的减重速率在零轴以下,速率逐渐增大并在后半段周期开始减缓。整体来看,这部分用户保持较长时间体重向好发展的过程,减重效果较好。图5.17描绘的是簇2-2中用户体重变化速率的结果,簇2-2是样本中减

重效果最为明显的用户。用户几乎全年都能保持体重情况向好发展,年中附近用户的减重速率出现峰值,峰值可以达到 0.36 kg/天。

图 5.14 和图 5.18 展示的是簇 1−1 和簇 3−1 平滑的体重变化速率图。聚类中心基本与零轴平行,年中阶段出现小幅的速率负值。整体来看,这部分用户全年过程中体重变化速率有正有负,多表现为体重在减重中期得到小幅改观,但后期会有反弹,且改观阶段的减重速率不是十分明显,属于减重不理想的用户。

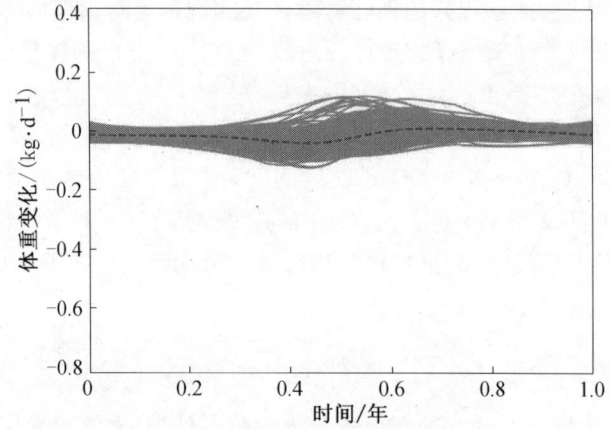

图 5.14 簇 1−1 体重变化速率与聚类中心

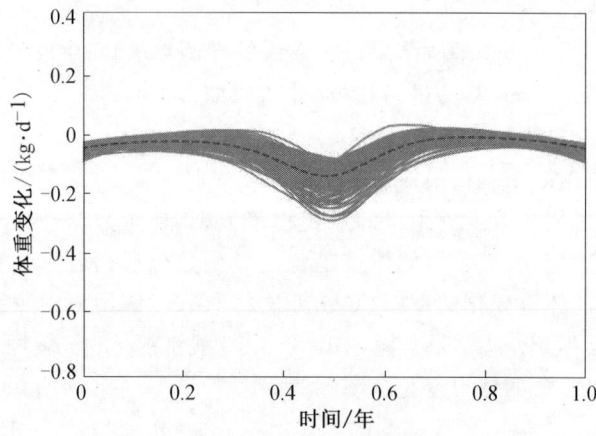

图 5.15 簇 1−2 体重变化速率与聚类中心

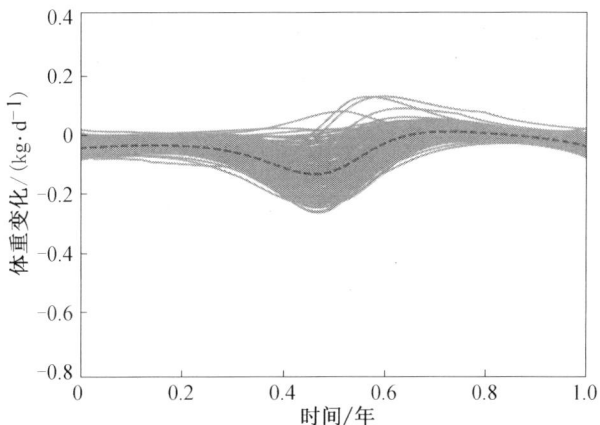

图 5.16　簇 2-1 体重变化速率与聚类中心

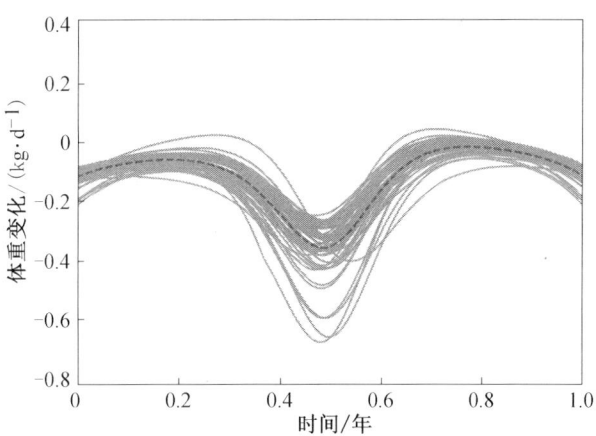

图 5.17　簇 2-2 体重变化速率与聚类中心

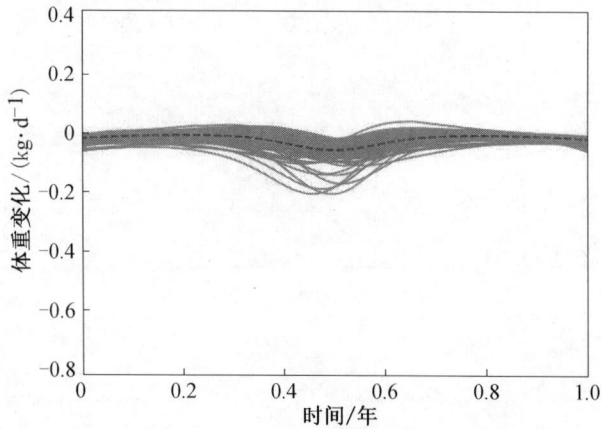

图 5.18　簇 3－1 体重变化速率与聚类中心

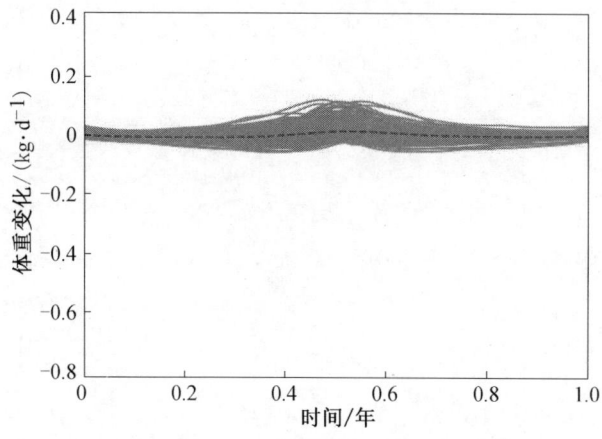

图 5.19　簇 3－2 体重变化速率与聚类中心

值得一提是,在第 3 簇用户进行体重导函数聚类的结果中,发现体重变化呈现增长的用户被划分了出来。这部分用户全年之中有相当大的一部分时间体重变化速率为正值,出现了体重较难控制且持续增长的困境。

2. 改进后的分类结果与减重效果

本节实验通过 FCM 聚类算法和导函数聚类改进,最终将 1 024 名用户的减重过程划分为四类,分别为实现减重且效果较好用户、实现减重且效果显著用户、减重效果一般用户和减重不理想用户(表 5.4),经平滑的四类用户减重趋势示意图如图 5.20～5.27 所示。

表 5.4　聚类改进后分类结果

簇	数量	占比	中位数	均值	标准差
1	320	0.313	20.357	20.669	5.849
2	54	0.053 3	33.433	34.359	5.705
3	385	0.376	10.075	10.081	4.348
4	265	0.259	2.412	1.906	4.383

注:中位数、均值指标度量用户的最终减重效果;标准差度量曲线的标准差。

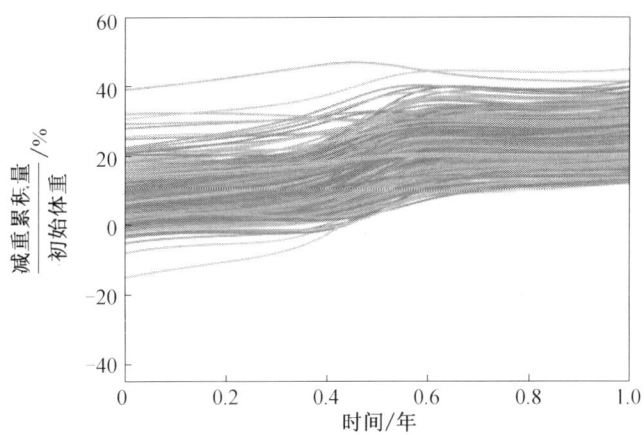

图 5.20　簇 1 用户减重趋势

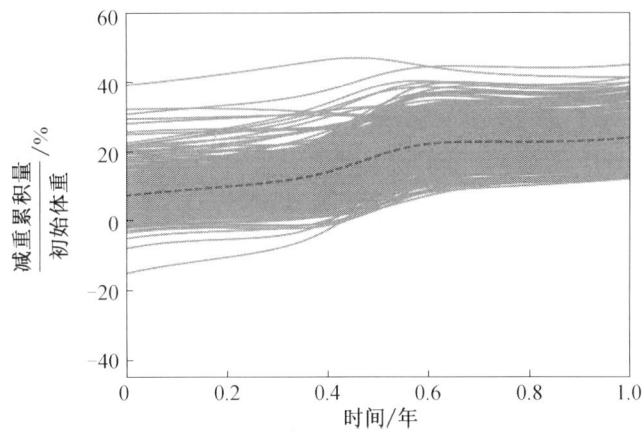

图 5.21　簇 1 用户减重趋势与聚类中心

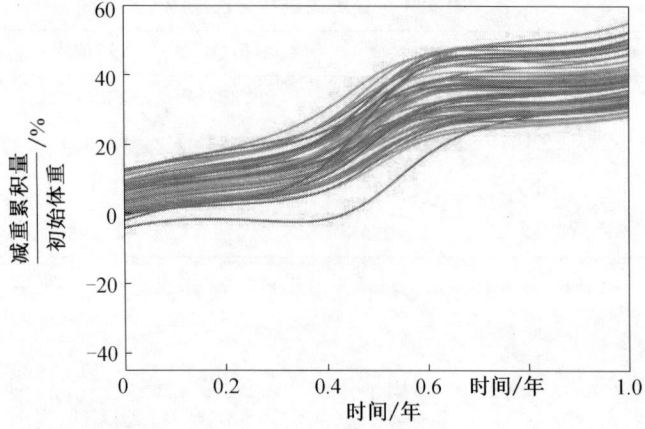

图 5.22　簇 2 用户减重趋势

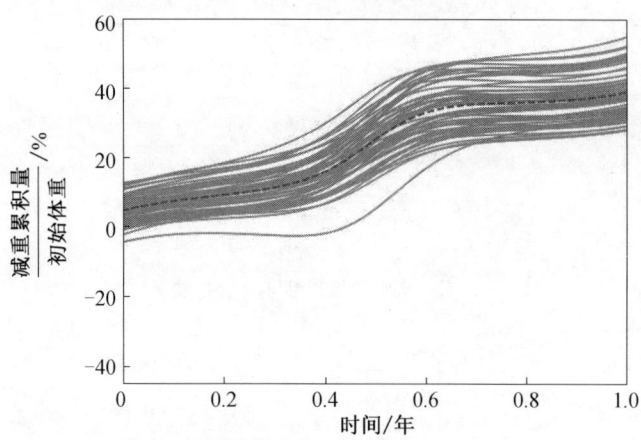

图 5.23　簇 2 用户减重趋势与聚类中心

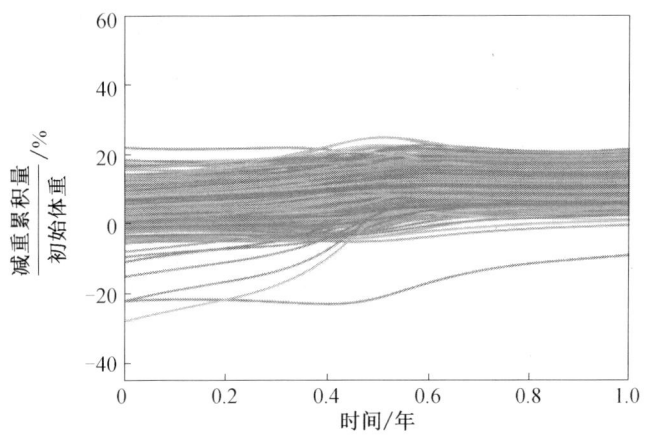

图 5.24　簇 3 用户减重趋势

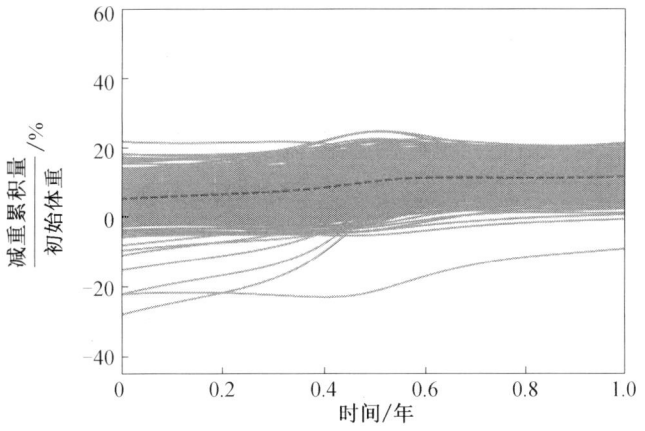

图 5.25　簇 3 用户减重趋势与聚类中心

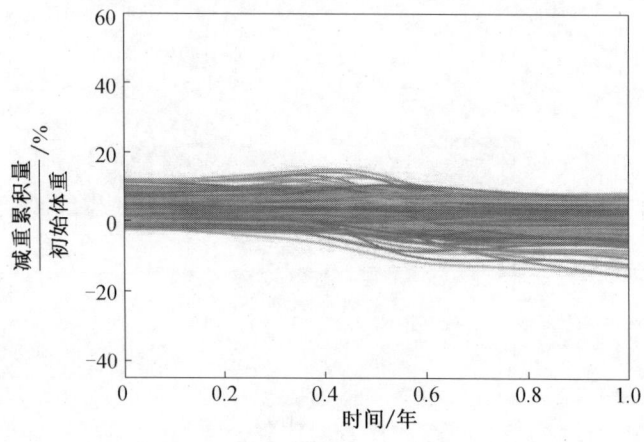

图 5.26　簇 4 用户减重趋势

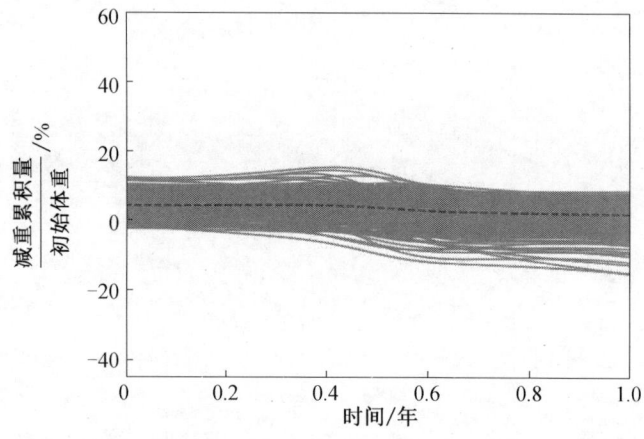

图 5.27　簇 4 用户减重趋势与聚类中心

图 5.20 和图 5.21 展示的是减重效果较好的用户在全年之中的减重趋势,用户平均达到的减重效果为初始体重的 20.67%,用户的原始均重为 97.92 kg。减重后用户均重在 77.68 kg 的水平,属于较为理想的用户。相比于图 5.20、图 5.21,图 5.22 和图 5.23 描绘的是减重更为显著的用户,用户平均减重对于初始体重平均可达 33.43%,从原始均重 129.18 kg 改善至 84.79 kg,用户的体重健康得到了巨大的提升。但这部分用户的占比也仅有 5.27%,相对于其他用户这部分用户在体重管理中付出的努力也要更高。与前两类用户形成较为鲜明对照的是图 5.24~5.27,展示的分别是减重效果一般用户和减重不理想的用户。其中,减重效果一般的用户减重水平为初始体重的 10.08%,初始体重

均为 86.2 kg,减重效果不理想的用户减重水平仅有 1.91%,个别用户实际过程中有增重的情况。

总体来说,改进后的分类结果要比之前的分类结果理想得多,减重趋势曲线变化过程相似的样本也被尽量分到了不同的分类结果之中。值得一提的是,前面特别说明的初始体重虚报的用户,也由最初聚类结果较差的簇,根据整体减重趋势的变化被分配到了趋势相近且效果相似的新簇。

3. 用户参与行为与减重效果研究

根据实验上一节的研究结果提取用户的减重活动参与数据。根据聚类情况做出用户参与行为的描述性统计(表 5.5)。统计表明,减重效果较理想的两簇用户 N1、N2 在社交活动方面较为活跃。其中,减重效果十分显著的这类用户,其日志数量平均而言要高于其他用户,往往也能获得高于其他类用户的评论数量与点赞数量。横向比较来看,簇 N2 用户不仅在自发上传日志等自我管理行为上表现良好,也能在社交环节收获更多的互动水平,行为整体表现偏全能类型。相较于簇 N1,簇 N2 用户的社交水平和很高,属于偏社交类型用户。簇 N3 用户的日志水平与全能型用户接近,但社交互动水平一般,这部分用户偏自律型。簇 N4 用户在自发上传日志情况和社交互动水平上都表现一般,整体减重效果也不理想,综合来看属于低参与类型用户。

表 5.5 不同簇用户参与行为统计

簇	用户类型	数量	日志均值	获评论均值	获点赞均值
N1	社交型	320	29.436	13.821	27.874
N2	全能型	54	41.556	11.456	30.422
N3	自律型	385	36.923	9.462	16.977
N4	低参与型	265	27.753	6.030	13.267

5.2.6 分类效果比对研究

在前两节关于用户群体减重过程动态性的分类基础上,本节内容侧重研究现有的分类结果所刻画的用户群体在随后的过程中聚类的变动情况,并与传统的静态聚类进行比较,验证函数型数据分析在聚类分析效果中的优越性。实验利用减重周期为 1.5 年的数据进行分析,以为期 1 年的减重过程聚类结果为 1.5 年减重过程聚类结果的参考对象。在静态数据聚类分析方面,本节利用初始体重和最终减重累积量相对初始体重百分率作为变量进行聚类,比对两种聚类方法的差异性(表 5.6 和表 5.7)。

表 5.6　1 年静态聚类数据分类结果

簇	数量	占比	中位数	均值	标准差
N1	230	0.225	18.352	16.931	6.010
N2	72	0.071	20.938	21.692	6.103
N3	402	0.393	12.382	12.947	5.923
N4	320	0.313	4.901	6.858	5.828

注：中位数、均值指标度量用户的最终减重效果；标准差度量曲线的标准差。

表 5.7　1.5 年静态聚类数据分类结果

簇	数量	占比	中位数	均值	标准差
M1	179	0.168	16.882	17.339	5.987
M2	73	0.071	23.987	24.938	5.908
M3	500	0.488	12.304	12.679	5.192
M4	272	0.266	5.619	6.356	6.104

注：中位数、均值指标度量用户的最终减重效果；标准差度量曲线的标准差。

1. 基于静态数据的聚类实验

在静态数据聚类分析中，用户的初始体重和最终减重累积量相对初始体重百分比作为度量用户减重效果的变量指标。采用 K－means 聚类方法，将聚类设定为四簇，并根据每簇的数据指标画出聚类散点图（图 5.28 和图 5.29）。

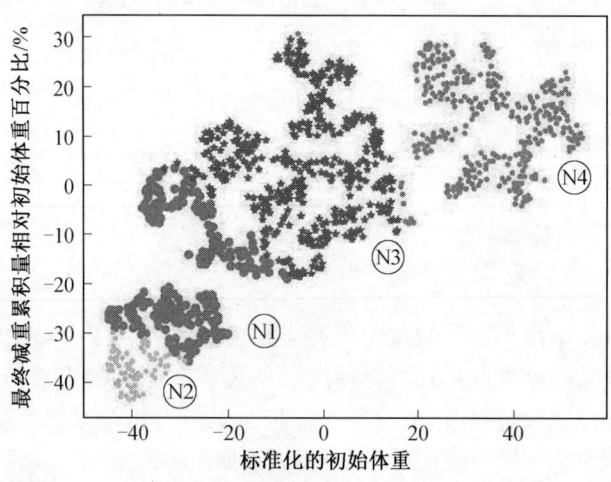

图 5.28　静态数据用户分类（1 年）

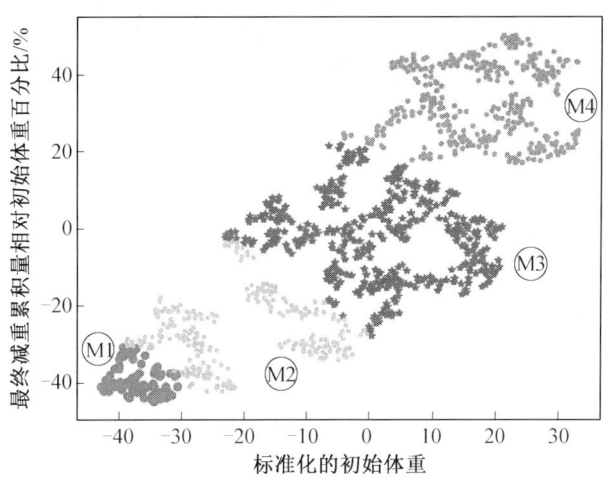

图 5.29　静态数据用户分类(1.5 年)

2. 聚类效果比较

在函数型聚类分析的 1.5 年周期实验部分,用户仍然采用 1 024 个原始样本,利用 FCM 算法和导函数改进这两阶段分类过程,重新对样本数据进行了分类,分类结果见表 5.8。

表 5.8　1.5 年 FDA 聚类改进后分类结果

簇	数量	占比	中位数	均值	标准差
M1	250	0.244	22.185	22.493	5.870
M2	55	0.054	36.005	36.306	5.988
M3	493	0.481	10.380	10.231	5.517
M4	226	0.221	1.836	0.930	5.881

注:中位数、均值指标度量用户的最终减重效果;标准差度量曲线的标准差。

使用动态过程聚类的结果与静态数据聚类结果在 1 年和 1.5 年两个时期表现出的分类差异见表 5.9。其中,对于较重效果和减重效果十分显著的两类用户,使用函数型数据方法进行分类,在对用户的减重效果及减重趋势两个方面考察后的分类结果中,有更高的留存在同一类的比例。而使用静态数据直接聚类得出的分类结果,在 1.5 年之后的分类情况较函数型聚类方法的结果产生了较大的差距。综合两种分类方法的表现情况,函数型数据在分类效果上比静态聚类方法理想。

表 5.9 函数型聚类方法与静态数据聚类比对表

方法	减重周期	效果较好	效果显著	效果一般	不显著
函数型数据分析	1 年	320	54	385	265
	1.5 年	215	47	313	180
	留存比例	0.672	0.870	0.814	0.679
静态数据分析	1 年	230	72	402	320
	1.5 年	113	43	328	203
	留存比例	0.491	0.597	0.816	0.634

5.3 研究总结

本章研究以在线减重社区用户的体重健康变化趋势为切入点展开，在观察减重过程的动态变化性上，借助函数型数据的视角考察用户持续参与减重过程中在不同时期所表现出的不同变化特征，并基于减重过程的变化特征进行用户聚类分析解决用户分群问题，揭示群体中用户的行为差异。通过对减重周期内体重变化的动态性研究，研究观察了减重用户使用在线减重社区进行体重管理的减重活动全过程。发现用户在减重过程并非是平稳进行的，用户个体在不同时期的减重表现存在明显的动态差异，不同用户减重过程的变化趋势也不尽相同。在线减重社区用户群体之间确实存在减重效果与行为特征的明显差异。根据用户使用社区的参与行为，研究将减重用户群体归为社交型、全能型、自律型和低参与型四类。

本章研究具有一定理论意义。首先，研究贡献于在线健康社区对个体健康影响机理研究。相关研究往往存在研究结果不一致的情况，本研究结果有助于帮助理解为什么同类在线健康社区对个体健康的影响存在明显差异的问题。未来相关健康信息技术对个体健康影响机理研究需要考虑更多个体之间差异。其次，本研究采用了动态视角，通过对研究对象的体重变化趋势特征进行聚类分析，分类效果很好地将用户的体重变化过程考虑在内，弥补了以往研究中静态结果展现不稳定及减重结果测量忽略动态变化特征的问题，为在线减重社区的相关研究提供了具有参考意义的用户群体特征借鉴。最后，研究构建了在线减重社区用户参与行为偏好与体重变化趋势之间的动态关系。

本章研究同时具有一定实践意义。不同于以往简单根据行为特征对用户进行分类，研究基于减重过程结果表现特征分类，并通过用户行为偏好建立行为偏好与减重结果动态特征的关系,为在线减重社区发现有效的功能模块,刻画用户参与减重活动的成功路径,发现减重成功用户群体提供了更有效的用户分类依据。进一步将用户分类融入对平台的设计之中,可以针对特定行为偏好用户群体提供个性化健康服务,最大限度提高用户的健康管理效果方面的策略指定上提供支持。

同时,本章研究仍具有一定的局限性。研究构建在线减重社区用户参与行为偏好与体重变化之间的动态关系,未完全反映因果联系。一方面,用户的不同参与行为偏好可能导致后续体重变化差异;另一方面,用户可能依据参与在线减重社区的体重变化调整其参与行为。未来需要更多研究验证二者之间的关系。

第6章 结论和展望

6.1 研究结论

本书研究了在线减重社区的用户参与行为模式。通过研究在线减重伙伴网络伙伴间体重报告行为的相互影响,检验行为扩散过程。量化并比较不同来源、不同形式的社会支持对在线减重挑战持续参与行为的影响。借助函数型数据的视角,结合社区用户行为数据揭示群体中用户的行为差异与健康表现之间的关系。

首先,本书使用 ALAAM 模型,在控制相关结构属性和个体属性影响的基础上,研究了自我监控行为的传染效应对自我监控行为未来表现的影响。结果显示,虽然社会支持和一个人的过去行为与其健康行为密正相关,但在线减重社区中存在用户之间健康行为的社会传染效应。

其次,对在线减重社区中用户持续参与挑战行为的影响因素进行分析,研究了内外部交流对病患用户持续参与挑战活动的共同影响。通过生存分析,研究发现内部和外部交流均能够促进用户在在线减重社区中的持续挑战行为,内部与外部相关支持所起的作用有差异。其中,内部交流中主要强调情感支持和陪伴支持相比于信息支持对持续挑战行为的积极影响更大,外部交流中信息支持的作用更为突出。社区交流反映了个体与外界之间的信息流动和相互支持。来自内外部的支出使用户获得持续挑战参与的动力,增强使用黏性。

最后,通过对减重周期内体重变化的动态性研究,研究观察了减重用户使用在线减重社区进行体重管理的减重活动全过程,发现用户在减重过程并非是平稳进行的,用户个体在不同时期的减重表现存在明显的动态差异,不同用户减重过程的变化趋势也不尽相同。在线减重社区用户群体之间确实存在减重效果与行为特征的明显差异。根据用户使用社区的参与行为,研究将减重用户群体归为社交型、全能型、自律型和低参与型四类。

本书研究具有一系列理论贡献。

(1) 研究贡献于社会网络与减重之间的关系相关文献。之前大多数社会网络对减重影响研究主要集中在真实社会网络中的同伴影响上,而对在线环境下的研究还不够深入。本研究将这一领域研究延伸到缺乏现实世界交互的在线减重平台。与线下的社会关系不同,线上的关系是陌生人之间形成的,关系强度较弱。由于未建立在线社会网络的价值,因此基于网络的减重干预的研究有限(Krebs and Prochaska et al.,2010)。本研究通过研究在线伙伴网络中的个体自我监控行为扩散,填补了这一空白。现有的相关研究大多基于小规模的调查或人为的关系。相比之下,本研究基于二手数据,使用ALAAM假设了观测之间具有依赖关系,分析真实环境中的网络效应,同时控制结构特征和参与者属性的影响,从而克服了传统方法的限制。本研究的研究结果表明,健康行为扩散可能因行为类型的不同而不同。虽然之前的文献指出,集群关系将通过提供社会强化,更有效地传播新的行为,但本研究则表明,集群关系不能帮助改善持久的行为改变的蔓延。

(2)研究揭示了在线减重社区中持续参与挑战行为的影响机理,是对在线健康社区持续参与研究的重要补充。在线社区的持续参与研究往往将用户持续参与的原因归于社区交流及在交流中获益,而本研究进一步细化交流的来源和类型。综合考虑这两点可以帮助理解为什么在其中一类影响一定的情况下,仍有许多用户的持续挑战参与时间明显长于其他用户。研究是对在线健康社区中游戏化设计研究的重要补充,游戏化设计在应用于在线健康社区时,需要充分考虑其应用条件,注重各游戏化设计元素之间的相互影响。

(3)研究有助于深化对在线健康社区对个体健康影响机理的理解。以往相关研究往往存在研究结果不一致的情况,本研究结果有助于帮助理解为什么同类在线健康社区对个体健康的影响存在明显差异的问题。未来相关健康信息技术对个体健康影响机理研究需要考虑更多个体之间差异。本研究采用了动态视角,通过对研究对象的体重变化趋势特征进行聚类分析,分类效果很好地将用户的体重变化过程考虑在内,弥补了以往研究中静态结果展现不稳定及减重结果测量忽略动态变化特征的问题,为在线减重社区的相关研究提供了具有参考意义的用户群体特征借鉴。研究构建了在线减重社区用户参与行为偏好与体重变化趋势之间的动态关系。

(4)本书研究的发现是对现有在线健康社区在医疗保健中价值研究的重要补充,并强调了社交网络服务在体重管理中的重要性。尽管本研究关注减重领域,但本研究的结果有机会推广到其他健康行为,如戒烟和戒酒。这些活动需要用户的长期努力,并可以通过互动或观察来学习。最近的研究也表明,个体的吸烟和饮酒行为与其好友在网络上相关不良行为的展示密切相关。

在实践上,在线健康社区作为医疗保健体系的重要补充,对形成健康行为、获得社会支持、实现健康改善具有重要作用,未来可给予更多鼓励支持以加强个人健康管理技术。

本研究也为在线减重社区服务提供者提供重要的管理意义。平台提供商面临的一个实际问题:如何促进用户对在线减重社区特定功能的使用,增强平台使用依从性。由于传染效应的重要性,因此平台提供者应该激励建立社交关系和互动,增加伙伴健康相关行为的可见性。研究也为基于大规模用户群体社会网络的健康干预策略构建提供参考。

对于在线减重社区服务的提供方,如何掌握各功能间、游戏化元素间的相互依赖关系,改善用户的参与水平是关心焦点之一。基于研究提供实证证据,在线减重社区可以合理利用不同来源及类型社会交互工具实现特定社会支持目标。

本书的研究还有助于在线健康平台建立个性化健康服务设计。基于对社区中用户的行为偏好与健康表现之间的关系,为在线减重社区发现有效的功能模块,刻画用户参与减重活动的成功路径,发现减重成功用户群体提供了更有效的用户分类依据。针对特定行为偏好用户群体提供个性化健康服务,在健康产品的功能设计和网站的运营方向上提供更多思路,帮助健康社区在提升产品服务质量、促进社区使用用户更好地参与健康活动,最大限度提高用户的健康管理效果方面的策略指定上提供支持。

6.2　研究局限与展望

本研究仍具有一些局限性,个体之间在相互影响的同时,未观察到的异质性也可能影响社会关系的形成。本书试图通过构建两个阶段和控制过去行为的影响来解决这一问题。在成为平台上的伙伴之前,用户很难了解另一个用户多久报告一次。由于 ALAAM 是一个横截面模型,因此进一步的纵向研究有助于更好地理解。

由于研究缺乏对用户健康改善满意度的准确测量,因此对于体重的改变,个体之间的身体和对体重改变期望的异质性极强,很难比较。本章研究支持了社区交流对持续参与行为的重要作用,但没有区分用户交流目的的影响。接下来将结合自然语言处理技术对文本进行分类,进一步细化文本内容,更好地刻画社区交流与持续参与行为的直接关系。

关于分类结果与用户行为特征的探索中,实验描绘用户行为特征所使用的数据指标有限,在社交行为与自我监督行为方面可以扩展更具体的变量维度。在现有的分类研究基础上,可以进一步对不同类型用户群体的用户画像进行深度研究,探索在线减重社区影响用户减重效果的有效因素,进而对本书进行实证研究的拓展。

参 考 文 献

[1] ALLAM A, KOSTOVA Z, NAKAMOTO K, et al. The effect of social support features and gamification on a Web-based intervention for rheumatoid arthritis patients: Randomized controlled trial[J]. Journal of medical internet research,2015, 17(1): e14.

[2] ARAL S, WALKER D. Creating social contagion through viral product design: A randomized trial of peer influence in networks[J]. Management science,2011,57(9): 1623-1639.

[3] ARAL S, MUCHNIK L, SUNDARARAJAN A. Distinguishing influence-based contagion from homophily-driven diffusion in dynamic networks[J]. Proceedings of the national academy of sciences of the United States of America,2009,106(51): 21544-21549.

[4] ARGUELLO J, BUTLER B S, JOYCE E et al. Talk to me: Foundations for successful individual-group interactions in online communities[C]. Québec: Proceedings of the SIGCHI Conference on Human Factors in Computing Systems, 2006.

[5] BABAR Y, CHAN J, Choi B. "Run Forrest Run!": Measuring the impact of App-enabled performance and social feedback on running performance [C]. San Francisco:39th International Conference on Information Systems, ICIS,2018.

[6] BAKER R C, KIRSCHENBAUM D S. Self-monitoring may be necessary for successful weight control[J]. Behavior therapy,1993,24(3):377-394.

[7] BALLANTINE P W, STEPHENSON R J. Help me, I'm fat! Social support in online weight loss networks[J]. Journal of consumer behaviour, 2011, 10(6): 332-337.

[8] BAMBINA A. Online social support: the interplay of social networks and computer-mediated communication[M]. New York:Cambria Press,2007.

[9] BAPNA R, JANK W, SHMUELI G. Price formation and its dynamics in online auctions[J]. Decision support systems, 2008, 44(3): 641-656.

[10] BERKMAN L F. The role of social relations in health promotion[J]. Psychosomatic medicine, 1995, 57(3): 245-254.

[11] BHATTACHERJEE A. Understanding information systems continuance: An expectation-confirmation model[J]. MIS quarterly, 2001, 25(3): 351.

[12] BHATTACHERJEE A, PREMKUMAR G. Understanding changes in belief and attitude toward information technology usage: A theoretical model and longitudinal test[J]. MIS quarterly, 2004, 28(2): 229.

[13] BIKHCHANDANI S, HIRSHLEIFER D, WELCH I. A theory of fads, fashion, custom, and cultural change as informational cascades[J]. journal of political economy, 1992, 100(5): 992-1026.

[14] BOJD B, SONG X, et al. Gamified goals: an empirical study of online weight-loss challenges[C]. San Francisco: Proceedings of the 39th International Conference on Information Systems, 2018.

[15] BOUTELLE K N, KIRSCHENBAUM D S. Further support for consistent self-monitoring as a vital component of successful weight control[J]. Obesity research, 1998, 6(3): 219-224.

[16] BROWN J J, REINGEN P H. Social ties and word-of-mouth referral behavior[J]. Journal of consumer research, 1987, 14(3): 350-362.

[17] BURT R S. Social contagion and innovation: Cohesion versus structural equivalence[J]. American journal of sociology, 1987, 92(6): 1287-1335.

[18] BUTLER B S. Membership size, communication activity, and sustainability: A resource-based model of online social structures[J]. Information systems research, 2001, 12(4): 346-362.

[19] CARELS R A, DARBY L A, RYDIN S, et al. The relationship between self-monitoring, outcome expectancies, difficulties with eating and exercise, and physical activity and weight loss treatment outcomes[J]. Annals of behavioral medicine: a publication of the society of behavioral medicine, 2005, 30(3): 182-190.

[20] CENTOLA D. The spread of behavior in an online social network experiment[J]. Science, 2010, 329(5996): 1194-1197.

[21] CENTOLA D. An experimental study of homophily in the adoption of health behavior[J]. Science, 2011, 334(6060): 1269-1272.

[22] CENTOLA D, MACY M. Complex contagions and the weakness of long ties[J]. American journal of sociology, 2007, 113(3): 702-734.

[23] CHANG K T, KOH A T, et al. Why I love this online game: the MMORPG stickiness factor[C]. ICIS 2008 Proceedings: 88, 2008.

[24] CHEN A H, LU Y B, WANG B. Enhancing perceived enjoyment in social games through social and gaming factors [J]. Information technology & people, 2016, 29(1): 99-119.

[25] CHEN I Y L. The factors influencing members' continuance intentions in professional virtual communities—a longitudinal study[J]. Journal of information science, 2007, 33(4): 451-467.

[26] CHIANG H S. Continuous usage of social networking sites[J]. Online information review, 2013, 37(6): 851-871.

[27] CHIU C M, WANG E T G, SHIH F J, et al. Understanding knowledge sharing in virtual communities[J]. Online information review, 2011, 35(1): 134-153.

[28] CHOI D, KIM J. Why people continue to play online games: In search of critical design factors to increase customer loyalty to online contents[J]. Cyberpsychology & behavior: the impact of the Internet, multimedia and virtual reality on behavior and society, 2004, 7(1): 11-24.

[29] CHRISTAKIS N A, FOWLER J H. The spread of obesity in a large social network over 32 years[J]. The new England journal of medicine, 2007, 357(4): 370-379.

[30] CHRISTAKIS N A, FOWLER J H. The collective dynamics of smoking in a large social network[J]. The new England journal of medicine, 2008, 358(21): 2249-2258.

[31] CHRISTENSEN H, GRIFFITHS K. The Internet and mental health literacy[J]. The Australian and New Zealand journal of psychiatry, 2000, 34(6): 975-979.

[32] CHUANG K Y, YANG C C. Informational support exchanges using different computer-mediated communication formats in a social media alcoholism community [J]. Journal of the association for information science and technology, 2014, 65(1): 37-52.

[33] CIALDINI R B, RENO R R, KALLGREN C A. A focus theory of

normative conduct: recycling the concept of norms to reduce littering in public places[J]. Journal of personality and social psychology, 1990, 58 (6): 1015-1026.

[34] COLE H, GRIFFITHS M D. Social interactions in massively multiplayer online role-playing gamers[J]. Cyberpsychology & behavior: the impact of the Internet, multimedia and virtual reality on behavior and society, 2007, 10(4): 575-583.

[35] CUNNINGHAM S A, VAQUERA E, MATURO C C, et al. Is there evidence that friends influence body weight? A systematic review of empirical research [J]. Social science & medicine, 2012, 75 (7): 1175-1183.

[36] DARAGANOVA G, ROBINS G. Autologistic actor attribute models [M]//Exponential Random Graph Models for Social Networks. Cambridge: Cambridge University Press, 2012: 102-114.

[37] DE RUYTER K, WETZELS M, BLOEMER J. On the relationship between perceived service quality, service loyalty and switching costs[J]. International journal of service industry management, 1998, 9 (5): 436-453.

[38] DECI E L, KOESTNER R, RYAN R M. A meta-analytic review of experiments examining the effects of extrinsic rewards on intrinsic motivation[J]. Psychological bulletin, 1999, 125(6): 627-668;692-700.

[39] DEWAN S, HO Y J I, RAMAPRASAD J. Popularity or proximity: Characterizing the nature of social influence in an online music community[J]. Information systems research, 2017, 28(1): 117-136.

[40] DETERDING S, DIXON D, KHALED R, et al. From game design elements to gamefulness: Defining "gamification" [C]. Tampere: Proceedings of the 15th International Academic MindTrek Conference: Envisioning Future Media Environments, ACM, 2011.

[41] EL-HILLY A A, IQBAL S S, AHMED M, et al. Game on? Smoking cessation through the gamification of mHealth: A longitudinal qualitative study[J]. JMIR serious games, 2016, 4(2): e18.

[42] ELFHAG K, RÖSSNER S. Who succeeds in maintaining weight loss? A conceptual review of factors associated with weight loss maintenance and

weight regain[J]. Obesity reviews: an official journal of the international association for the study of obesity, 2005, 6(1): 67-85.

[43] EYSENBACH G, POWELL J, ENGLESAKIS M, et al. Health related virtual communities and electronic support groups: Systematic review of the effects of online peer to peer interactions[J]. BMJ, 2004, 328(7449): 1166.

[44] FANG Y L, NEUFELD D. Understanding sustained participation in open source software projects[J]. Journal of management information systems, 2009, 25(4): 9-50.

[45] FICHMAN R, KOHLI R, et al. The role of information systems in healthcare: current research and future trends[J]. Information systems research, 2011, 22(3): 419-428.

[46] FOUTZ N Z, JANK W. The wisdom of crowds: Pre-release forecasting via functional shape analysis of the online virtual stock market[J]. SSRN electronic journal, 2007: 1432444.

[47] FOX J. Cox proportional-hazards regression for survival data[J]. An R and S-PLUS companion to applied regression, 2002: 1-18.

[48] FOX S, Duggan M. Health online 2013[J]. Health, 2013: 1-55.

[49] GOES P B, LIN M F, AU YEUNG C M. "Popularity effect" in user-generated content: Evidence from online product reviews [J]. Information systems research, 2014, 25(2): 222-238.

[50] UNIVERSITY S F, GOH J M, GAO G G, et al. The creation of social value: Can an online health community reduce rural-urban health disparities? [J]. MIS quarterly, 2016, 40(1): 247-263.

[51] GOH J X, HALL J A, ROSENTHAL R. Mini meta-analysis of your own studies: Some arguments on why and a primer on how[J]. Social and personality psychology compass, 2016, 10(10): 535-549.

[52] GRANOVETTER M S. The strength of weak ties[J]. American journal of sociology, 1973, 78: 1360-1380.

[53] GREENHALGH T, HINDER S, STRAMER K, et al. Adoption, non-adoption, and abandonment of a personal electronic health record: Case study of HealthSpace[J]. BMJ, 2010, 341: c5814.

[54] HAMARI J, KOIVISTO J, et al. Social motivations to use gamification:

an empirical study of gamifying exercise[C]. Utrecht:Proceedings of the 21st European Conference on Information Systems, 2013.

[55] HAMARI J, KOIVISTO J. "Working out for likes": An empirical study on social influence in exercise gamification[J]. Computers in human behavior, 2015, 50: 333-347.

[56] HARS A, OU S. Working for free? Motivations for participating in open-source projects[J]. International journal of electronic commerce, 2002, 6(3): 25-39.

[57] HARTZLER A, PRATT W. Managing the personal side of health: How patient expertise differs from the expertise of clinicians[J]. Journal of medical Internet research, 2011, 13(3): e62.

[58] HARVEY-BERINO J, PINTAURO S, BUZZELL P, et al. Effect of Internet support on the long-term maintenance of weight loss[J]. Obesity research, 2004, 12(2): 320-329.

[59] HEANEY C A, ISRAEL B A. Social networks and social support[J]. Health behavior and health education: theory, research, and practice, 2002, 3:185-209.

[60] HOUSE J S, LANDIS K R, UMBERSON D. Social relationships and health[J]. Science, 1988, 241(4865): 540-545.

[61] HUANG G C, UNGER J B, SOTO D, et al. Peer influences: The impact of online and offline friendship networks on adolescent smoking and alcohol use[J]. Journal of adolescent health, 2014, 54(5): 508-514.

[62] HUANG L Y, HSIEH Y J. Predicting online game loyalty based on need gratification and experiential motives[J]. Internet research, 2011, 21(5): 581-598.

[63] HWANG K O, OTTENBACHER A J, GREEN A P, et al. Social support in an Internet weight loss community[J]. International journal of medical informatics, 2010, 79(1): 5-13.

[64] HWANG K O, NING J, TRICKEY A W, et al. Website usage and weight loss in a free commercial online weight loss program: Retrospective cohort study[J]. Journal of medical Internet research, 2013, 15(1): e11.

[65] ILHAN E, SENER B, HACIHABIBOĞLU H. Creating awareness of

sleep-wake hours by gamification[M] // Lecture Notes in Computer Science. Cham: Springer International Publishing, 2016: 122-133.

[66] JIN J H, YAN X B, LI Y J, et al. How users adopt healthcare information: An empirical study of an online Q & A community[J]. International journal of medical informatics, 2016, 86: 91-103.

[67] JOHNSON D, DETERDING S, KUHN K A, et al. Gamification for health and wellbeing: A systematic review of the literature[J]. Internet interventions, 2016, 6: 89-106.

[68] JOHNSON F, WARDLE J. The association between weight loss and engagement with a web-based food and exercise diary in a commercial weight loss programme: A retrospective analysis[J]. The international journal of behavioral nutrition and physical activity, 2011, 8: 83.

[69] JOYCE E, KRAUT R E. Predicting continued participation in newsgroups[J]. Journal of computer-mediated communication, 2006, 11(3): 723-747.

[70] KADOMURA A, LI C Y, TSUKADA K, et al. Persuasive technology to improve eating behavior using a sensor-embedded fork[C]. Seattle: Proceedings of the 2014 ACM International Joint Conference on Pervasive and Ubiquitous Computing, ACM, 2014.

[71] KARAHANNA E, STRAUB D W, CHERVANY N L. Information technology adoption across time: A cross-sectional comparison of pre-adoption and post-adoption beliefs[J]. MIS quarterly, 1999, 23(2): 183.

[72] KATULE N, RIVETT U, DENSMORE M. A family health App: Engaging children to manage wellness of adults[C]. Nairobi: Proceedings of the 7th Annual Symposium on Computing for Development, ACM, 2016.

[73] KHAN A, STERLING T R, REVES R, et al. Lack of weight gain and relapse risk in a large tuberculosis treatment trial[J]. American journal of respiratory and critical care medicine, 2006, 174(3): 344-348.

[74] KOIVISTO J, HAMARI J. Demographic differences in perceived benefits from gamification[J]. Computers in human behavior, 2014, 35: 179-188.

[75] KOLOTKIN R L, CROSBY R D, WILLIAMS G R, et al. The

relationship between health-related quality of life and weight loss[J]. Obesity research, 2001, 9(9): 564-571.

[76] KREBS P, PROCHASKA J O, ROSSI J S. A meta-analysis of computer-tailored interventions for health behavior change [J]. Preventive medicine, 2010, 51(3/4): 214-221.

[77] LAMB R, KLING R. Reconceptualizing users as social actors in information systems research[J]. MIS quarterly, 2003, 27(2): 197.

[78] LAMBERG L. Online empathy for mood disorders: Patients turn to Internet support groups[J]. JAMA, 2003, 289(23): 3073-3077.

[79] LARANJO L, ARGUEL A, NEVES A L, et al. The influence of social networking sites on health behavior change: A systematic review and meta-analysis [J]. Journal of the American medical informatics association: JAMIA, 2015, 22(1): 243-256.

[80] LEFEBVRE R C, BORNKESSEL A S. Digital social networks and health[J]. Circulation, 2013, 127(17): 1829-1836.

[81] LETINA S. Network and actor attribute effects on the performance of researchers in two fields of social science in a small peripheral community [J]. Journal of informetrics, 2016, 10(2): 571-595.

[82] LIN H, FAN W G, CHAU P Y K. Determinants of users' continuance of social networking sites: A self-regulation perspective[J]. Information & management, 2014, 51(5): 595-603.

[83] LISTER C, WEST J H, CANNON B, et al. Just a fad? Gamification in health and fitness Apps[J]. JMIR serious games, 2014, 2(2): e9.

[84]. LIU D, SANTHANAM R, et al. Toward meaningful engagement: A framework for design and research of gamified information systems[J]. MIS quarterly, 2017, 41(4): 1011-1034.

[85] LIU M, PENG W. Cognitive and psychological predictors of the negative outcomes associated with playing MMOGs (massively multiplayer online games)[J]. Computers in human behavior, 2009, 25(6): 1306-1311.

[86] LIU X, CHEN H. Identifying adverse drug events from patient social media: A case study for diabetes[J]. IEEE intelligent systems, 2015, 30 (3): 44-51.

[87] LOCKE E A, LATHAM G P. A theory of goal setting & task

performance[M]. Englewood Cliff:Prentice-Hall, Inc,1990.

[88] LOOYESTYN J, KERNOT J, BOSHOFF K, et al. Does gamification increase engagement with online programs? A systematic review[J]. PLoS One, 2017, 12(3): e0173403.

[89] LOUIS W, DAVIES S, SMITH J, et al. Pizza and pop and the student identity: The role of referent group norms in healthy and unhealthy eating[J]. The journal of social psychology, 2007, 147(1): 57-74.

[90] LUMSDEN J, EDWARDS E A, LAWRENCE N S, et al. Gamification of cognitive assessment and cognitive training: A systematic review of applications and efficacy[J]. JMIR serious games, 2016, 4(2): e11.

[91] MAGNI M, SUSAN T M, VENKATESH V. "To play or not to play": A cross-temporal investigation using hedonic and instrumental perspectives to explain user intentions to explore a technology[J]. International journal of human-computer studies, 2010, 68(9): 572-588.

[92] MAHER C A, LEWIS L K, FERRAR K, et al. Are health behavior change interventions that use online social networks effective? A systematic review[J]. Journal of medical Internet research, 2014, 16(2): e40.

[93] MALONEY A E, MELLECKER R, et al. Fun, flow, and fitness: opinions for making more effective active videogames[J]. Games for health journal,2015,4(1):53-57.

[94] MANNING M. The effects of subjective norms on behaviour in the theory of planned behaviour: A meta-analysis[J]. The British journal of social psychology,2009,48(Pt4):649-705.

[95] MARCO L J, SCHWEIZER K, LEIMEISTER S, et al. Do virtual communities matter for the social support of patients?[J]. Information technology & people, 2008, 21(4): 350-374.

[96] MAURO M, TAYLOR V, et al. Barriers to obesity treatment[J]. European journal of internal medicine,2008,19(3):173-180.

[97] MEHRA A, KILDUFF M, BRASS D J. The social networks of high and low self-monitors: Implications for workplace performance[J]. Administrative science quarterly, 2001, 46(1): 121-146.

[98] MENG J B, PENG W, SHIN S Y, et al. Online self-tracking groups to

increase fruit and vegetable intake: A small-scale study on mechanisms of group effect on behavior change[J]. Journal of medical Internet research, 2017, 19(3): e63.

[99] MEROLLI M, GRAY K, MARTIN-SANCHEZ F. Health outcomes and related effects of using social media in chronic disease management: A literature review and analysis of affordances[J]. Journal of biomedical informatics, 2013, 46(6): 957-969.

[100] MUÑOZ A, GONZÁLEZ J. Representing functional data using support vector machines[J]. Pattern recognition letters, 2010, 31(6): 511-516.

[101] NEVE M, MORGAN P J, COLLINS C E. Weight change in a commercial web-based weight loss program and its association with website use: Cohort study[J]. Journal of medical Internet research, 2011, 13(4): e83.

[102] OLIVER R L, DE SARBO W S. Response determinants in satisfaction judgments[J]. Journal of consumer research, 1988, 14(4): 495-507.

[103] ULIJASZEK S. Obesity: Preventing and managing the global epidemic [C]. Report of a WHO consultation, 2013.

[104] OSGOOD D W, RAGAN D T, WALLACE L, et al. Peers and the emergence of alcohol use: Influence and selection processes in adolescent friendship networks[J]. Journal of research on adolescence, 2013, 23(3): 10.1111/jora.12059.

[105] SCHMIDT U. Improving the long-term management of obesity—Theory, research and clinical guidelines[J]. Behaviour research and therapy, 1995, 33(2): 236.

[106] POLZIEN K M, JAKICIC J M, TATE D F, et al. The efficacy of a technology-based system in a short-term behavioral weight loss intervention[J]. Obesity, 2007, 15(4): 825-830.

[107] RAMSAY J. Functional data analysis[M]. Encyclopedia of Statistics in Behavioral Science, 2005.

[108] RESNICK P J, JANNEY A W, BUIS L R, et al. Adding an online community to an Internet-mediated walking program. Part 2: Strategies for encouraging community participation[J]. Journal of medical Internet research, 2010, 12(4): e72.

[109] RIDINGS C M, GEFEN D, ARINZE B. Some antecedents and effects of trust in virtual communities[J]. The journal of strategic information systems, 2002, 11(3/4): 271-295.

[110] RIVIS A, SHEERAN P. Social influences and the theory of planned behaviour: Evidence for a direct relationship between prototypes and young people's exercise behaviour[J]. Psychology & health, 2003, 18(5): 567-583.

[111] ROBINS G, PATTISON P, ELLIOTT P. Network models for social influence processes[J]. Psychometrika, 2001, 66(2): 161-189.

[112] ROGERS E M. Diffusion of innovations[M]. 4th ed. New York: Free Press, 1995.

[113] ROCKMANN R. Don't hurt me…no more? An empirical study on the positive and adverse motivational effects in fitness Apps[C]. Stockholm & Uppsala: Proceedings of the 27th European Conference on Information Systems(ECIS),2019.

[114] SANGWAN S. Virtual community success: a uses and gratifications perspective[C]. Big Island:Proceedings of the Proceedings of the 38th Annual Hawaii International Conference on System Sciences-Volume 07, IEEE Computer Society,2005.

[115] SASSENBERG K. Common bond and common identity groups on the Internet: Attachment and normative behavior in on-topic and off-topic chats[J]. Group dynamics: theory, research, and practice, 2002, 6(1): 27-37.

[116] SCHMIDT-KRAEPELIN M, THIEBES S, et al. Users' game design element preferences in health behavior change support systems for physical activity: A best-worst-scaling approach[C]. Munich:40th International Conference on Information Systems,2019.

[117] SCHOFFFILD P E, PATTISON P E, HILL D J, et al. The influence of group identification on the adoption of peer group smoking norms[J]. Psychology & health, 2001, 16(1): 1-16.

[118] SCHOFIELD L, MUMMERY W K, SCHOFIELD G, et al. The association of objectively determined physical activity behavior among adolescent female friends[J]. Research quarterly for exercise and sport,

2007, 78(2): 9-15.

[119] Shameli A, Althoff T, SABERI A, et al. How gamification affects physical activity: large-scale analysis of walking challenges in a mobile application[C]. Perth: Proceedings of the 26th International Conference on World Wide Web Companion, 2017.

[120] SHEFFLER Z, CURLEY S, LIU D. Do we need different levels of badges for users with different participation levels? A field experiment from a bicycle commuting program[C]. Munich: 40th International Conference on Information Systems, 2019.

[121] SMITH K P, CHRISTAKIS N A. Social networks and health[J]. Annual review of sociology, 2008, 34: 405-429.

[122] SONG X L, LIU Y H, JIN J H, et al. Factors driving continued use of online health promotion competitions[J]. Online information review, 2018, 42(6): 802-820.

[123] STEWART S A, ABIDI S S R. Applying social network analysis to understand the knowledge sharing behaviour of practitioners in a clinical online discussion forum[J]. Journal of medical Internet research, 2012, 14(6): e170.

[124] STRAGIER J, VAN DEN ABEELE M, MECHANT P, et al. Understanding persistence in the use of online fitness communities: Comparing novice and experienced users[J]. Computers in human behavior, 2016, 64: 34-42.

[125] SULER J R. Identity management in cyberspace[J]. Journal of applied psychoanalytic studies, 2002, 4(4): 455-459.

[126] SUNDARARAJAN A, PROVOST F, OESTREICHER-SINGER G, et al. Research commentary—Information in digital, economic, and social networks[J]. Information systems research, 2013, 24(4): 883-905.

[127] SUSARLA A, OH J H, TAN Y. Social networks and the diffusion of user-generated content: Evidence from YouTube[J]. Information systems research, 2012, 23(1): 23-41.

[128] SWAN M. Emerging patient-driven health care models: An examination of health social networks, consumer personalized medicine and quantified self-tracking[J]. International journal of environmental

research and public health, 2009, 6(2): 492-525.

[129] TAIMINEN H. How do online communities matter? Comparison between active and non-active participants in an online behavioral weight loss program[J]. Computers in human behavior, 2016, 63: 787-795.

[130] VAN DEN BULTE C, LILIEN G. Medical innovation revisited: Social contagion versus marketing effort[J]. American journal of sociology, 2001, 106(5): 1409-1435.

[131] WALTHER E, BLESS H, STRACK F, et al. Conformity effects in memory as a function of group size, dissenters and uncertainty[J]. Applied cognitive psychology, 2002, 16(7): 793-810.

[132] WANG X, ZHAO K, STREET N. Social support and user engagement in online health communities[C]// International Conference on Smart Health. Cham: Springer, 2014: 97-110.

[133] WANG Y C, KRAUT R E, LEVINE J M. Eliciting and receiving online support: Using computer-aided content analysis to examine the dynamics of online social support[J]. Journal of medical Internet research, 2015, 17(4): e99.

[134] WANG Y C, KRAUT R, LEVINE J M. To stay or leave? The relationship of emotional and informational support to commitment in online health support groups[C]. Seattle: Proceedings of the ACM 2012 conference on Computer Supported Cooperative Work, ACM, 2012.

[135] WELLMAN B, WORTLEY S. Different strokes from different folks: Community ties and social support[J]. American journal of sociology, 1990, 96(3): 558-588.

[136] WU J M, LIU D. The effects of trust and enjoyment on intention to play online games[J]. Journal of electronic commerce research, 2007, 8: 128.

[137] XIAO N, SHARMAN R, RAO H R, et al. Factors influencing online health information search: An empirical analysis of a national cancer-related survey[J]. Decision support systems, 2014, 57: 417-427.

[138] YAN L L, PENG J P, TAN Y. Network dynamics: How can we find patients like us? [J]. Information systems research, 2015, 26(3): 496-512.

[139] YAN L, TAN Y. Feeling blue? go online: An empirical study of social support among patients[J]. Information systems research, 2014, 25(4): 690-709.

[140] YEE N. Motivations for play in online games[J]. Cyberpsychology & behavior: the impact of the Internet, multimedia and virtual reality on behavior and society, 2006, 9(6): 772-775.

[141] YON B A, JOHNSON R K, HARVEY-BERINO J, et al. Personal digital assistants are comparable to traditional diaries for dietary self-monitoring during a weight loss program[J]. Journal of behavioral medicine, 2007, 30(2): 165-175.

[142] ZENG X H, WEI L Y. Social ties and user content generation: Evidence from flickr[J]. Information systems research, 2013, 24(1): 71-87.

[143] ZHANG C, HAHN J, DE P. Research note—Continued participation in online innovation communities: Does community response matter equally for everyone? [J]. Information systems research, 2013, 24(4): 1112-1130.

[144] ZHANG S D, ELHADAD N. Factors contributing to dropping-out in an online health community: Static and longitudinal analyses[C]. Amia Annual Symposium Proceedings, 2016: 2090-2099.

[145] ZHANG X M, ZHU F. Group size and incentives to contribute: A natural experiment at Chinese Wikipedia[J]. American economic review, 2011, 101(4): 1601-1615.

[146] ZHANG Y. Understanding the sustained use of online health communities from a self-determination perspective[J]. Journal of the association for information science and technology, 2016, 67(12): 2842-2857.

[147] 陆豪放,张千明,等. 微博中的信息传播:媒体效应与社交影响[J]. 电子科技大学学报,2014:43(2):168.

[148] 郭熙铜,张晓飞,等. 数据驱动的电子健康服务管理研究:挑战与展望[J]. 管理科学,2017:30(1):3r14.

[149] 贺寨平. 社会经济地位,社会支持网与农村老年人身心状况[J]. 中国社会科学,2002(3):135-148.

[150]李淳芃,王兆其,夏时洪. 人体运动的函数数据分析与合成[J]. 软件学报,2009,20(6):1664-1672.

[151]王劼,黄可飞,等. 一种函数型数据系统聚类分析方法应用[J]. 北京航空航天大学学报(社科版),2011,24(1):86.

[152]新华社(2016). 中共中央,国务院印发《"健康中国2030"规划纲要》.

[153]严明义. 函数性数据的统计分析:思想,方法和应用[J]. 统计研究,2007,24(2):87-94.

[154]于田田,吕晓玲. 用函数型数据分析网络团购市场的结构与市场发展,2013.

[155]赵晶. 在线健康社区中成员价值共创行为[D]. 武汉:武汉大学,2014.